AF536686

DER AUTOR

Christoph Emmelmann, geboren 1961, zählt zu den bekanntesten Lach- und Humortrainern Deutschlands. Er ist Buchautor und vermittelte sein umfangreiches Wissen über die Zusammenhänge von Körper, Seele und Geist 20 Jahre international in Unternehmen und im deutschsprachigen Raum im Gesundheitsbereich. Nach einer schweren Herzoperation machte er sich im Jahre 2022 wieder auf den Weg, seine Gesundheit neu zu finden. Wie genau es ihm gelingt, nach all diesen Schicksalsschlägen auch in der Vergangenheit, seinen Humor nicht zu verlieren und seine Herzgesundheit zu fördern, vermittelt er Menschen in Seminaren und Vorträgen.

Christoph Emmelmann

Herzensgesundheit

Was dem Herzen Halt und Unterstützung gibt

2024

Impressum:

Bibliografische Information der Deutschen Nationalbibliothek

Die Deutsche Nationalbibliothek verzeichnet diese Publikation in der Deutschen Nationalbibliografie; detaillierte bibliografische Daten sind im Internet über https://www.dnb.de abrufbar.

Christoph Emmelmann
Herzensgesundheit
Was dem Herzen Halt und Unterstützung gibt

Lektorat: Doris Iding
Illustrationen: Charlotte Petereit
Covergestaltung und Layout: Anna Iding

1. Auflage 2024

© 2024 Westarp BookOnDemand

in der Mediengruppe Westarp
Kirchstr. 5 - 39326 Hohenwarsleben
www.westarp.de, www.westarp-bs.de, www.book-on-demand.de
produkthaftung@westarp.de

ISBN: 978-3-96004-162-7

Printed in Germany.

Alle Rechte vorbehalten, insbesondere die der fotomechanischen Vervielfältigung oder Übernahme in elektronische Medien, auch auszugsweise.

Inhaltsverzeichnis:

Widmung

Dieses Buch möchte ich allen Menschen widmen, die sich auf den Weg machen wollen, ihrem Herzen mehr Zeit zu widmen als bisher. Dieses Buch soll auch für alle Menschen sein, die ein aktuelles Problem mit dem Herzen haben, welches sich körperlich oder psychisch äußert. Es soll ihnen Mut machen zu erkennen, dass es viele Möglichkeiten gibt, die eigene Situation zu verbessern.

Vor allem aber schreibe ich auch dieses Buch, um mich bei allen Menschen zu bedanken, die mich in dieser schwierigen Zeit unterstützt haben. Dabei gilt mein besonderer Dank dem Chirurgen und Krankenhausteam, die möglich gemacht haben, dass mein Herz weiter schlägt und ich jetzt zwei Geburtstage habe. Eine solch schwere Herzoperation zu überleben, ist nicht selbstverständlich.

Danke von ganzem Herzen!

Sich mit seinem Herz zu beschäftigen, bedeutet, sich mit sich selbst zu beschäftigen!

Vorwort Dr.Viktoria Klouchek

Herr Emmelmann legt mit HERZENSGESUNDHEIT ein interessantes und spannendes Buch vor.

Eigene, jahrelange und leidvolle Erfahrungen mit Herzproblemen seit der Jugend führten zu der Entstehung dieses Buches.

Das Buch ist interessant, spannend und verständlich geschrieben. Es geht um die Kraft alternativer Methoden zu Besserung des eigenen Gesundheitszustandes.

Die vielen guten und verständlichen Anleitungen zur Atmung, Bewegung, Ernährung, Nahrung Ergänzungen, Arbeit an der psychischen Situation und am Humor - trotz Beschwerden sind wertvoll und auch gut nachzumachen.

Das Buch habe ich gerne gelesen und wünsche vielen betroffenen - nicht nur mir Herz Erkrankungen - Erfolg beim Anwenden.

Germering, Februar 2024

Dr.Viktoria Klouchek

Das etwas andere Vorwort

Was würde unser Herz sagen, wenn es sprechen könnte? Würde unser Herz vielleicht sagen: „Es mangelt mir an Liebe?“ Und würde es vielleicht weitersagen: „Es mangelt an Liebe auf der ganzen Welt!“

Wenn auch wir lernen, mit den Augen der Liebe und des Herzens zu sehen, erkennen wir, dass in unseren Familien und in unserer Gesellschaft, ja sogar auf der ganzen Welt, ein großer Mangel an Liebe herrscht.

Woher kommt dieser Mangel?

Ein Mangel an Liebe führt zu Mangel an Verbindung mit dem Herzen! Würde man das Herz fragen warum das so ist, würde es vielleicht sagen:

„Es mangelt mir an Liebe, weil ich immer so funktionieren musste wie es andere von mir erwarteten. Und das seit meiner Kindheit. Und wenn ich nicht so funktioniert habe wie erwartet, hat man mir das Gefühl vermittelt: Ich bin nicht gut genug!

Das hat mich sehr gekränkt und tiefe Wunden in meinem Selbstwert hinterlassen! Wird uns nicht von klein auf die Liebe abtrainiert und uns das Gefühl vermittelt, dass wir nur dann liebenswert sind, wenn wir den Vorstellungen und Erwartungen unserer Eltern, Lehrer und der Gesellschaft entsprechen?

Es ist vorgegeben, wie wir zu sein haben. „Alles“ ist vorgegeben. Unser Leben und unsere Entwicklung sind geplant: Kindergarten, Schule, Berufsausbildung, Familie gründen, in Rente gehen........etc.

Wir leben ein lineares Leben, in festen Bahnen. Ja nicht ausscheren.

Es geht darum, zu funktionieren, um „Allen“ und „Allem“ gerecht zu werden. Wie viel Freiraum gibt es da noch für die Liebe?

Hören wir auf, immer darauf zu achten, es anderen Recht zu machen und gehen wir mit der Aufmerksamkeit nach innen, dann können wir hören, was unser Herz uns sagt: „Nimm dir etwas Zeit und berühre mich. Hand aufs Herz. Kannst du mich fühlen? Kannst du spüren, wie es mir geht? Weißt du, was ich brauche, um glücklich, voller Liebe und gesund zu sein?“

Hand aufs Herz! Wie oft haben Sie dies in Ihrem Leben schon gemacht? Wie oft sprechen Sie mit Ihrem Herz und bedanken sich bei ihm, dass es täglich ca. 9000 Liter Blut verarbeitet und ca. 100000-mal für Sie schlägt?

Aber nicht nur das. Mit dem Herzen können wir fühlen, uns selbst und andere spüren. Hören wir unserem Herzen zu, wie es klingt? Hören wir die geheime Stimme in unserem Herzen, die nur zu uns spricht? Können wir die schönen Dinge mit dem Herzen wahrnehmen, die uns umgeben?

Klänge, die das Herz berühren

In einer U-Bahn-Haltestelle in Washington DC spielte ein Mann an einem Morgen im Januar 2017 für 45 Minuten auf seiner Violine sechs Stücke von Bach. Während dieser Zeit benutzten ca. 2000 Menschen diese Haltestelle, die meisten auf dem Weg zur Arbeit. Nach etwa 3 Minuten bemerkte ein Passant die Musik.

Für ein paar Sekunden verlangsamte er seine Schritte, um dann schnell wieder seinen Weg zur Arbeit fortzusetzen.

4 Minuten später erhielt der Geiger seinen ersten Dollar. Eine Frau warf ihm den Dollar in seinen Hut, ohne ihr Tempo zu verringern. 6 Minuten später lehnte sich ein junger Mann gegen die Wand, um zuzuhören, dann blickte er auf seine Uhr und setzte seinen Weg fort.

10 Minuten später blieb ein ca. 3-jähriger Junge stehen, um dem Musiker zuzuhören, aber seine Mutter zog ihn weiter. Mehrere Kinder verhielten sich so, aber die Eltern drängten sie, weiterzugehen.

Nach 45 Minuten waren nur 6 Menschen stehen geblieben, um kurz zuzuhören. Ca. 20 Menschen gaben ihm Geld. Seine Gesamteinnahmen liegen bei 32 Dollar. Nach 1 Stunde beendete der Musiker seine Darbietung und es wurde still. Niemand nahm Notiz und niemand applaudierte. Niemand wusste es, aber der Musiker war Joshua Bell, einer der bekanntesten Musiker der Welt. Er spielte eines seiner schwierigsten Stücke, die je geschrieben wurden, auf seiner Violine im Wert von 3,5 Millionen Dollar. 2 Tage zuvor hatte er in Boston das gleiche Stück zu einem Durchschnittsverdienst von ca. 100 Dollar pro Platz gespielt. Das ist eine wahre Geschichte.

Auftraggeber des sozialen Experimentes über Wahrnehmung, Geschmack und Prioritäten war die Washington Post. Dieses Projekt warf folgende Fragen auf: Können wir Schönheit in einem alltäglichen Umfeld, zu einem unangemessenen Zeitpunkt wahrnehmen?
Wenn dem so ist, nehmen wir uns Zeit sie wertzuschätzen? Erkennen wir Talente in einem unerwarteten Kontext?

Eine mögliche Schlussfolgerung könnte sein: Wenn wir nicht einen Moment Zeit haben, anzuhalten und einem der besten Musiker der Welt zuzuhören...............

Wie viele Gelegenheiten verpassen wir, während wir durch das Leben hasten?

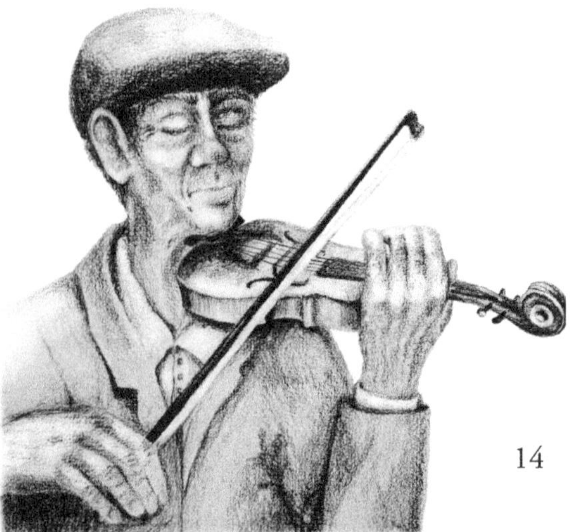

Herz-Fragen

Haben Sie sich schon einmal gefragt, ob Ihr Herz Lust auf Abenteuer hat und manchmal ganz wild sein will. Und dass es ein anderes Mal zart und sanft sein möchte?

Spüren Sie, dass Ihr Herz frei sein möchte, wie der Wind und das Meer?

Nehmen Sie wahr, dass es vor Begeisterung hüpfen will, und dass jeder Herzschlag ein Geschenk ist?

Hören Sie, wie weise Ihr Herz ist und es Ihnen jederzeit sagen kann, was wirklich zählt in Ihrem Leben?

Erkennen Sie, wie mutig Ihr Herz ist und sofort erkennt, wann andere Menschen seine Hilfe brauchen?

Vergessen Sie manchmal, dass Sie ein Herz haben, was dazu führt, dass Sie andere verletzten und dadurch auch sich selbst?

Fühlen Sie, dass Ihr Herz es ist, welches Sie nach solchen Momenten auffordert, sich wieder für sich selbst und andere zu öffnen und darauf vertraut, dass alles wieder heilen kann?

Bemerken Sie, dass Ihr Herz bereit ist zu vergeben und sich mit anderen versöhnen möchte, weil es dadurch glücklich wird?

Ihr Herz ist wie ein guter Freund, der jeden Tag für Sie da ist und mit Ihnen Ihre Träume und Ideen leben will.

(Diese Fragen sind angelehnt an das Buch von Reinhard Friedl: „In deinem Herzen wohnt das Glück")

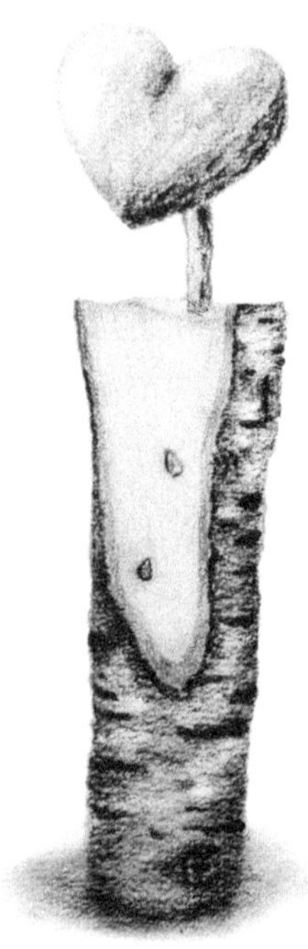

Meine Herz-Geschichte

Phase Eins - *Funktionieren müssen. Durchsetzen. Eigene Gefühle unterdrücken. Verletzungen einstecken. Innere Mauer errichten, als Strategie sich vor Verletzungen zu schützen. Sich einsam fühlen. Es sich zu Herzen nehmen. Mangel kompensieren.*

Als der Jüngste von 3 Geschwistern erinnere ich mich, dass ich als kleiner Junge oft krank war, und unter anderem Bronchitis, Magenschmerzen und öfters Mandelentzündung hatte.

Zudem hatte ich immer eine unterschwellige subtile Angst. Sie begleitete mich ständig. Manchmal war sie so stark, dass sie mich überwältigte. Da ich diese Angst nicht einordnen konnte, wurde ich oft krank. Dann lag ich im Bett und wurde umsorgt, sodass es mir dort gleich besser ging und ich mich wohler fühlte.

Als ich 12 Jahre alt war, wurde ein Herzgeräusch festgestellt. Ein leichte Herzklappenstenose. Mit 18 Jahren folgte die erste Herzkatheteruntersuchung, um den genauen Stand der Stenose zu diagnostizieren. Trotz einer leicht bis mittelschweren Aortenklappenstenose war mir vergönnt im Verein ohne Probleme Fußball spielen zu können.

Die subtile Angst, dass etwas Schlimmes passieren könnte, war nach wie vor mein ständiger Begleiter. Sie war mal stärker mal schwächer. Eines Tages konnte ich auf einmal im Bett nicht mehr auf der linken Seite liegen, weil ich sofort einen starken Druck auf der Brust verspürte. Die Ärzte bezeichneten dies als Herzneurose.

Phase Zwei - ***Verantwortung für das eigene Leben übernehmen. Leistung bringen, den eigenen Selbstwert darüber definieren. Leere füllen. Eigene Gefühle weiter unterdrücken. Stark sein.***

Ich trat ins Berufsleben ein und begann, Geld zu verdienen. Die Herzneurose und die Angst waren meine ständigen Begleiter. Arbeitete ich besonders viel, war ich abgelenkt. Zusätzlich entspannten mich die Biere am Feierabend, so dass die Angst und die Neurose in den Hintergrund traten.

Ich ging regelmäßig jedes Jahr zur Herzvorsorgeuntersuchung. Es war alles „im grünen Bereich". Je mehr ich mich aber in die Arbeit vertiefte, und nur mit dem Außen beschäftigt war, desto heftiger wurden die Ängste. Sie nahmen so rasant zu, dass sie irgendwann zu ausgewachsenen Panikzuständen wurden. Irgendwann fühlte es sich für mich so bedrohlich an, dass mich ein Notarzt abholen musste, als ich gerade damit beschäftigt war, mein Auto zu tanken. Mein Herz schlug nicht mehr im Rhythmus. Diese Situation sollte sich an den verrücktesten Plätzen wiederholen. Sobald ich ein paar Tage in einem Krankenhaus zur Beobachtung war, lautete die Diagnose immer: leichte bis mittelschwere Aortenklappenstenose. Sonst nichts.

Da war aber noch etwas. Die unterschwellige Angst und die Panikzustände. Mehrere Versuche, diese mit Psychopharmaka zu beheben oder durch Entspannungstherapien zu beruhigen, blieben erfolglos. Das Leben ging weiter. Bis zu der Phase in meinem Leben, in der ein Konkurs, eine Scheidung und die erste schwere Herzoperation mein Leben in eine völlig andere Richtung lenken sollte. Der Herz-OP ging voraus, dass ich in einem lebensbedrohlichen Zustand mit dem Notarzt direkt in die Intensivstation gebracht wurde.

Mit einer neuen Herzklappe ging mein Leben weiter. Ich war körperlich wieder leistungsfähig. Aber, Sie ahnen es vielleicht, die Angst war immer noch da. Doch ich hatte eine neue Strategie.

Phase Drei - *Endlich Gefühle leben. Eigene Ideen umsetzen. Zu sich stehen. Authentisch und kreativ sein.*

Durch den Konkurs und die Scheidung hatte ich nichts mehr zu verlieren. Wie heißt es so schön: Ist der Ruf erst einmal ruiniert, lebt es sich völlig ungeniert.

In der größten Lebenskrise lud mich eine Freundin zu einem Lachabend ein und ich lernte das Lachyoga kennen und wurde zu einem Profi auf diesem Gebiet. Diesmal versuchte ich nicht besonders gesellschaftlich erfolgreich im Beruf zu sein. Ich wurde zu einem Lach- und Humortrainer. (Siehe das kleine Lachyoga-Buch dtv mit einer ausführlichen Anleitung der einzelnen Lachyogaübungen). Zu jener Zeit habe ich oft an den Komiker Karl Valentin gedacht, an dessen ehemaligen Wohnhaus ich öfters vorbeifahre. Weil er mich mit seinem Humor so oft gestärkt hat, wie auch Charlie Chaplin werden Sie uns durch dieses Buch begleiten.

Ich lachte so viel, wie noch nie in meinem Leben. Ich lachte mit vielen Menschen. Eine der wunderschönsten Begleiterscheinungen war, dass meine Herzneurose im Laufe der Zeit wie verflogen war. Meine Ängste konnte ich mir das erste Mal in meinem Leben anschauen und fühlte mich durch meine Arbeit befreiter als je zuvor.

Phase Vier - ***alte Verletzungen brechen auf. Tiefgründige Gefühle werden aktiviert. Stark sein müssen. Sich einsam fühlen. Es sich zu Herzen nehmen.***

Nach ca. 15 Jahren kehrten meine Ängste wieder zurück. Was war geschehen? Es kam noch mal, dass zurück, was ich als Kind und Jugendlicher erlebt habe. Ein Deja vú. Es kam die Zeit sich um meine Eltern zu kümmern, und so kamen die Erinnerungen und alten Verletzungen in mein Bewusstsein zurück.

Ich spürte wieder die innerlich errichteten Mauern um mein Herz. Ich musste mich den alten Gefühlen stellen, war ständig damit konfrontiert. Ich spürte, dass ich mich immer mehr verschloss, sosehr ich mich auch bemühte. Die Leichtigkeit von meinem Trainerjob wich und das Leben wurde immer angespannter. Mein Herz spürte dies sofort.

Immer öfters hatte ich Herztachykardien. Mein Herz wurde hart! Als die Situation mit meinen Eltern immer angespannter war, stieg auch der Druck in mir. Eines Sonntagmorgens wachte ich mit schweren Herzrhythmusstörungen auf. Durch den Notarzt wurde ich ins Krankenhaus gebracht. Dann folgten mehrere Herzuntersuchungen und ich erfuhr, dass mehr im Argen war, als ich mir gedacht hatte: Aortenklappe, Mitralklappe kaputt, Aortenbogenaneurysma. Vorhofflimmern. Herzrhythmusstörungen. Was folgte war eine Not-OP.

Was vor diesem Sonntag passierte, möchte ich hier noch erwähnen weil es für mich ein einschneidendes Erlebnis war, das immens viel Lebenskraft von mir forderte. Es war Oktober 2021 und ich spürte, dass ich nicht mehr so leistungsstark wir davor war. Das spürte ich vor allem wenn ich Bergauf oder Treppen ging. Komisch war auch, und ich konnte mir das nicht erklären, das ich immer wenn ich im Bett lag und kurz vor dem Einschlafen war, ich immer das Gefühl hatte, keine Luft mehr zu bekommen. Wie ich so bin, versuchte ich alle möglichen Sachen auszuprobieren, dass ich mehr Luft bekam. Mehr Kissen, Fenster weiter auf, entspannenden Musik und ich probierte sogar aus, im Sitzen zu schlafen. Das Schlafen im Sitzen funktionierte am besten. Nur schlich sich nun langsam der Gedanke ein, im Schlaf zu ersticken.

Es stellte sich die Angst vor der Angst ein, dass etwas passieren könnte, was ich nicht unter Kontrolle habe. Es koppelte sich das reale Problem im Liegen zu wenig Luft zu bekommen, und der unreale Gedanke, dass wenn ich einschlafe, ich nicht mehr aufwachen würde. Im Alltag spürte ich zwar, dass ich nicht mehr so leistungsfähig war, konnte das aber verdrängen oder kompensieren, indem ich alles etwas langsamer machte. Langsamer Treppen steigen, langsamer meinen Zweitberuf des Ölmüllers ausüben und mehr kleine Pausen einlegen. Was ich aber immer schwerer kompensieren konnte, war die Angst vor der Nachtruhe.

Für mich fühlte das sich immer mehr so an, als wartete die stressigste Zeit des Tages auf mich. Ich verschob die Schlafenszeit immer mehr nach hinten und trank dunkles Bier, um mich zu beruhigen. Mal mehr. Mal weniger. Doch jedes Mal, wenn ich kurz vor dem Einschlafen war, erschrak ich und wachte wieder auf, weil ich keine Luft bekam. Manchmal dachte ich in der Früh, ich habe das nur alles geträumt weil ich so fertig und müde war. Ab und zu gelang es mir dann doch, vor allem mit noch mehr Kissen unter dem Kopf, ein paar Minuten, ein paar Stunden einzuschlafen, doch ich wachte meistens wie gerädert auf. Da ich ein alter Kämpfer bin, sagte ich mir, auch das geht wieder vorbei, und hing so monatelang in diesem nächtlichen Zustand herum.

Wenn man schon mal am Herz operiert wurde, ist man natürlich auf dieses wunderbare Organ mehr sensibilisiert als jemand, der noch nicht diese Erfahrung gemacht hat. Dieser nächtliche Stress machte natürlich auch meinem Herz zu schaffen und es gesellten sich noch alte Erinnerungen meiner ersten Herz-OP dazu. Dadurch war ich manchmal komplett durchgeschwitzt im Halbschlaf, mittlerweile fast nur noch im Bett sitzend, mit mir und meinen sehr ernstzunehmenden Störungen alleine. Meine Lebensgefährtin wusste davon, aber ich wollte Sie damit auch nicht belasten. Im Februar 2022 ging ich in diesem Zustand sogar noch mit meinem besten Freund im Allgäu auf eine Hüttengaudi, und wir stiegen im Dunklen wieder vom Berg ab und übernachteten in einem Wohnmobil, indem ich die Nacht fast nur sitzend verbrachte.

Langsam, aber sicher wurde die Situation aber immer schlimmer und ich konnte nur noch in meinem schönen türkisfarbenen Lehnstuhl meine Nächte verbringen. Manchmal kam meine Lebensgefährtin in der Früh herein und sah mich im Stuhl schläfrig sitzend, und fragte wie die Nacht diesmal war. Meistens schrecklich.

Was geht aber in solchen Nächten in einem vor, wo man allein manchmal kaum Luft bekommt und vor lauter Angst schweißgebadet ist? Einerseits beschäftigte ich mich mit meinem Körper und andererseits dachte ich ganz viel über Vergangenes nach. Über vergangene Erlebnisse.

In dieser Situation, die sich für mich öfters lebensbedrohlich angefühlt hat, fingen auf einmal viele Eindrücke an Vergangenes wie in einem Kinofilm sich in meinem Gehirn abzuspielen. Erlebnisse als Kind beim Fußballspielen, meine Gesellenjahre die ich weit weg von zuhause erlebt habe, Erinnerungen an meine Großeltern und natürlich auch die vielen Streiche in meiner wohl eher etwas verunglückten Schulzeit.

Diese Zeit, die ich gerade beschrieben habe, dauerte in etwa 6 Monate, bis der oben erwähnte Sonntag kam und mich auf eine große Probe stellte. Ich weiß noch wie meine Lebensgefährtin und ich uns in den Armen lagen und beide weinten weil wir wussten, dass jetzt etwas Schlimmeres passiert war. Was diese 6 Monate aber in mir ausgelöst haben, war der bedingungslose Wille zu leben und dass ich jeden Tag, der stressfreier als die Nacht war, mehr genossen habe als davor, wo alles oder vieles so selbstverständlich ist in unserem Leben.

10 Monaten danach begann ich, dieses Buch zu schreiben.

Phase Fünf – *Alte Verletzungen verarbeiten. Mich der Todesangst stellen. Mutig sein. Den Humor nicht verlieren. Aktiv der Heilung entgegenstreben. Neuorientierung. Freude auf Neues. Neugierig bleiben.*

Ich weiß ganz genau, was in meinem Leben dazu geführt hat, dass ich jetzt sehr achtsam mit mir und meinem Herz umgehen muss, will und darf. Ich denke viele Menschen haben ähnliche Erfahrungen auf verschiedene Art und Weise gemacht. Aber egal, wie die einzelnen Schicksale aussehen. Unser Herz wirkt immer an diesen Erfahrungen mit.

Herz-Kreislauf-Erkrankungen stehen nicht von ungefähr weltweit an erster Stelle der Erkrankungen. Da die meisten Menschen seit ihrer Kindheit tief im Inneren das Empfinden haben, isoliert von ihren eigenen Gefühlen zu sein, ihrem inneren Selbst und damit ihrer inneren Harmonie, spalten sie sich von ihrem Herzen ab. Dadurch entsteht die Angst nicht genug zu sein. Das Gefühl der Isolation nimmt zu und der Sinn im eigenen Leben nimmt ab. Was es braucht, ist mehr Verbundenheit mit der eigenen inneren Quelle, mit anderen Menschen und der Natur. Um diese Verbundenheit zu erfahren, habe ich viele Methoden und Wege ausprobiert.

Einige von ihnen sind so wunderbar und heilsam, dass ich sie gerne mit anderen Menschen teilen möchte. Aus diesem Grund schreibe ich dieses Buch. Nachdem ich vom Leben eine neue Chance bekommen habe, fühle ich mich nach dieser schweren Herzoperation wie nochmal geboren. Als ich nach der Herz-OP meine Augen öffnete und die Krankenschwester sah, kam mir Karl Valentin in den Sinn: **„Als ich die Hebamme sah, die mich empfing, war ich sprachlos. Ich habe diese Frau in meinem ganzen Leben noch nicht gesehen.“**

Sie ahnen es schon, egal wie schwierig eine Lebenssituation ist, wenn wir ihr mit einer Mischung aus Humor, Achtsamkeit und Dankbarkeit begegnen, gibt es immer etwas Neues und Schönes zu entdecken. Deshalb möchte ich meine Entdeckungen mit Ihnen teilen.

Ich bin gekränkt und kränke mich jetzt selbst

Im Laufe meines Lebens habe ich mir öfters gesagt: „Mich hat keiner gefragt, ob ich auf die Welt kommen will! Und mich fragt auch keiner, ob und wann ich gehen will“.

Mich hat auch niemand gefragt, wie ich sein möchte. Jetzt, wo mir mein Leben noch einmal geschenkt wurde, möchte ich endlich so sein, wie ICH will!

Was mir und ich glaube, jedem Menschen mitgegeben worden ist, ist ein soziales Verhalten. Sonst könnten wir nicht überleben.

Es gibt ein interessantes Experiment mit Babys, denen eine Attrappe von einem Berg aus Holz gezeigt wurde. Auf der Attrappe waren drei Holzmännchen, die man hoch und runter bewegen konnte. Ein rotes, ein grünes und ein gelbes Männchen. Dann wurde den Babys gezeigt, wie das gelbe Männchen auf den Berg steigt. Bevor es auf den Gipfel kam, wurde es vom roten Männchen runter gestoßen. Beim nächsten

Durchgang stieg das gelbe Männchen wieder auf den Berg, schaffte es nicht allein auf den Gipfel. Es wurde von hinter durch das grüne Männchen unterstützt und kam auf den Gipfel.

Nach diesem Experiment sollten die Babys sich ein Männchen aussuchen. Alle Babys griffen nach dem grünen Männchen, dem Unterstützer. Sechs Monate später wiederholte man das gleiche Experiment. Zum Schluss zeigt man wieder alle Männchen und ließ auswählen.

Diesmal griff der Großteil nach dem roten Männchen. Also dem, der verhinderte, dass das gelbe Männchen ans Ziel, auf den Berg kam. Irgendetwas musste sich im Laufe dieser sechs Monate bei den Babys verändert haben, sonst hätten sie wieder nach dem Unterstützer gegriffen. Psychologen, die dieses wissenschaftliche Experiment gemacht haben, schlussfolgerten daraus, dass die Kinder in ihrem Umfeld mehr Unterdrückung als Unterstützung ausgesetzt waren, bzw. miterlebt hatten. Dieses interessante Experiment macht deutlich, dass wir im Laufe des Lebens so getrimmt werden, dass wir uns mit Ellenbogen in der Gesellschaft unseren Platz erobern müssen.

Soziales Verhalten wird schlecht bezahlt. Ein Manager verdient mehr als eine Pflegekraft. Gehen wir davon aus, dass wir als soziales Wesen auf die Welt kommen und zu einem Wesen werden, das sich durchsetzen muss, können wir davon ausgehen dass unsere Umwelt wesentlich an diesem Wandel mitwirkt.

Wenn ich mich an meine Kindheit erinnere, gab es Phasen, in denen meine Eltern und auch meine Geschwister sehr unterstützend waren. Aber im Großen und Ganzen bin ich mit dem Gefühl aufgewachsen, mich immer wieder behaupten zu müssen. Meinen Eltern erging es nicht anders. Und deren Eltern auch nicht. Da wir fast ausschließlich von Vorbildern lernen, ist es nur logisch, dass sich dieses Verhalten nicht ändern wird, solange wir diese Wiederholung nicht erkennen und uns durchs Leben kämpfen. Waren unsere Eltern unglückliche Eltern mit

Sorgen, werden wir oft dieses Verhalten übernehmen.

Haben wir Eltern, die nicht liebevoll und empathisch miteinander umgehen und eine härtere Gangart im Leben eingeschlagen haben, werden auch wir dieses Verhalten höchstwahrscheinlich übernehmen. Vorbilder, die gut gelaunt und Lösungsorientiert unterwegs waren und das Leben als Abenteuer ansahen und das an ihre Kinder weitergaben, sind selten an der Zahl.

Wir selbst kommen auf die Welt und geben uns ganz natürlich. Aber leider sind wir oft gar nicht so gewollt und deshalb tun wir alles, um von unserem Umfeld geliebt zu werden. Wir passen uns an, weil wir unsere Eltern über alles lieben und von ihnen geliebt werden wollen. Deshalb stellen wir nicht in Frage, was sie von uns fordern, nur damit wir ihnen gefallen. Den Preis, den wir dafür zahlen, ist hoch. Er kostet uns unsere ganze Persönlichkeit. Wir verzichten darauf, dass wir uns unserem Seelenplan entsprechend entwickeln. Wir verbergen, was in uns angelegt ist und bringen nicht mehr zum Ausdruck, wie wir uns wirklich fühlen. Wir werden bestraft, wenn wir laut, lebendig und kreativ sind. Und dann zweifeln wir unsere eigene Existenz an und fühlen uns gekränkt. Die Fragen, die wir uns dann stellen wiederholen sich in unserem Gedankenkarussell unaufhörlich: Bin ich überhaupt liebenswert? Bin ich erwünscht? Darf ich so sein, wie ich bin?

Kommt es öfters vor, und bei mir war das so, werden wir durch die vielen Kränkungen früher oder später krank. Und erst dann, wenn man sich um uns kümmert, fühlen wir uns geliebt. Wir werden umsorgt und zu uns kam früher sogar der Arzt ins Haus. Ich durfte mir sogar etwas wünschen und folgerte: Krank sein bringt was! Die Kränkungen können entstehen, indem unsere positiven Gefühle unterdrückt oder missachtet werden. Früher wurden kleine Kinder, die im Restaurant zu laut, zu lebendig oder zu fröhlich waren, zurechtgewiesen. Heute setzt man sie oft vor ein Smartphone oder IPAD damit sie ruhig sind.

Sie werden zum Schweigen gebracht und unterbewusst schon manipuliert und zu kleinen Funktionsmaschinen heranerzogen.

Kränkungen können sich aber auch auf zutiefst menschliche und wichtige Gefühle wie Wut, Angst oder Traurigkeit beziehen. Indianer kennen keinen Schmerz! Deshalb weinen sie nicht. Ist die Puppe verloren gegangen und das kleine Kind über den Verlust verzweifelt, begegnet ihr die Mutter mit Unverständnis und sagt: „Du bist jetzt alt genug und brauchst keine Puppe mehr! Oder die Angst vor Dunkelheit wird oft von den Erwachsenen nur kommentiert: Du brauchst keine Angst vorm Dunkeln haben.

Aus meiner Sicht führen die vielen Kränkungen die wir als Kinder, Jugendliche und Erwachsenen erleben, dazu, dass wir unser Herz verschließen. Frühe Verletzungen sind der Kompass für unser Leben. Wenn wir nicht irgendwann aufwachen, leiden wir ein Leben lang an einem unterdrückten Selbstwert, ohne den wahren Grund dafür zu kennen.

Mit einem verschlossenen Herzen werden wir zwangsläufig zu Egoisten oder aber wir stellen uns und unsere Bedürfnisse immer hinten an, weil wir gar nicht wissen, was unser Herz braucht.

Essenz: Die Missachtung der Gefühle anderer und der eigenen Gefühle kränken uns. Kränkungen machen auf Dauer krank.

Hartes Herz. Weiches Herz.

Haben Sie schon einmal ein weich gekochtes Ei und ein hart gekochtes Ei in Händen gehalten? Wenn nicht, würde ich Sie bitten, sich auf dieses kleine Experiment einzulassen. Schauen Sie sich die beiden Eier einmal an. Mit viel Fantasie hat das Herz die Form eines

Eies. Wenn Sie die beiden Eier, gekocht und ungekocht, in den Händen halten, können Sie feststellen, dass das weiche Ei beweglicher ist und das harte Ei sich starrer anfühlt. Schneiden wir die Eier auf, ist das Innenleben des weichen Eies ebenfalls beweglich und das Innenleben des harten Eies starr. Diese Metapher eignet sich sehr gut, um zu verdeutlichen, dass es sich mit dem Herzen genauso verhält. Könnten Sie sich vorstellen, dass schwierige Umstände das Herz eines Menschen härter und starrer machen. Und das Herz eines Menschen, der geliebt wird und ein Leben lebt, dass seinen Vorstellungen entspricht, ein weiches Herz hat. Wenn Sie nun auf Ihr eigenes Leben zurückschauen, wie fühlt sich Ihr eigenes Herz an? Ist es eher weich oder eher hart? Was ist es, was Ihr Herz weich gemacht hat? Was hat dazu geführt, dass Sie ein hartes Herz haben?

Was glauben Sie, was einem Menschen in seinem Leben weiterhilft, ein weiches oder hartes, starres Herz? Und welches wird besser funktionieren? Ein weiches Herz ist flexibler, widerstandsfähiger als ein hartes, starres Herz und dadurch in der Lage auch Krisen besser zu bewältigen. Nicht nur dass: Forschungen haben gezeigt, dass Menschen mit einem elastischen Herz emotional ausgeglichener und weniger schnell frustriert sind als Menschen, die ein hartes Herz haben.

Studien haben gezeigt, dass Selbstbezogenheit, Feindseligkeit und Zynismus die schädlichste Wirkung auf das Herz haben. Forscher entdeckten, dass die Häufigkeit, mit der sich jemand in seiner Sprache auf sich selbst bezog, das heißt wie oft er oder sie in einem alltäglichen Gespräch „ich", „mich", „mir" und „mein" sagte, tatsächlich ein zuverlässiger Voraussagefaktor für das Wiederauftreten eines Herzinfarktes war. Je häufiger jemand diese Worte benutzte, desto größer war die Wahrscheinlichkeit, dass er oder sie an einem Herzinfarkt sterben würde. [1]

Ohne ein Wissenschaftler zu sein, kann ich mir das gut vorstellen. Da ich mich durch den eigenen Leidesweg stark mit dieser Thematik auseinandergesetzt habe, beobachtete ich bei meinem letzten Krankenhaus und Rehaklinik-Aufenthalt viele Patienten, die zum großen Teil nicht das erste Mal mit einer Erkrankung am Herzen eingeliefert worden waren. Bei allen fiel mir ausnahmslos auf, dass sie sich über viele Dinge beschwerten und dass „ich", „mich", „mir" und „mein" im Vordergrund ihrer Gespräche stand. Ich selbst habe die Erfahrung gemacht, dass unsere Herzgesundheit unter anderem von diesem Umstand beeinflusst wird. Woher stammt diese Selbstbezogenheit? Um noch einmal auf die Metapher mit den Eiern zu sprechen zu kommen. Selbstbezogenheit scheint uns hart zu machen und Verbundenheit eher weich. Menschen, die aus einem Gefühl der Verbundenheit sprechen, verwenden auch eher die Worte „wir" oder „zusammen". Nach diesen Beobachtungen wurde mir bewusst, dass die Gesundheit meines eigenen Herzens genau da beginnt! Es muss von Herzen kommen, was auf das Herz wirken soll. Und was von Herzen kommt, ist Empathie, menschliche Nähe, Ehrlichkeit und gute Absicht. Meine ich etwas von ganzem Herzen ehrlich, wird es mein Gegenüber anders erreichen, als wenn ich mir oder ihm etwas vormache.

Essenz: Ein weiches Herz macht uns körperlich und geistige flexibel, ein hartes Herz führt zu Stagnation.

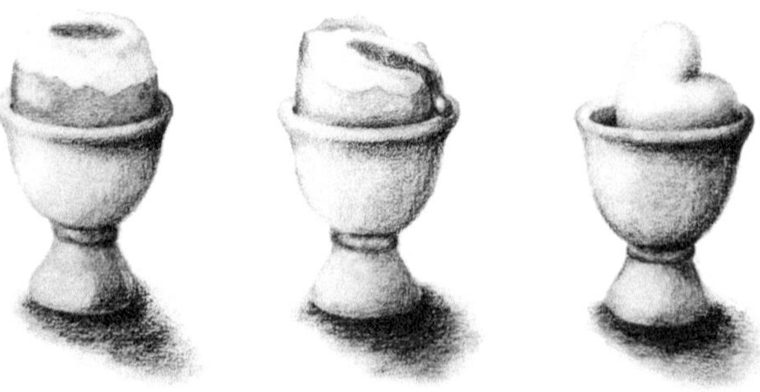

Herz & Angst

Ich habe meinen Berg vor Augen
Er ist da, zu jeder Zeit
Ich gehe ihn ständig hoch
und fühle mich klein
    Ich frage mich, was treibt mich an
    immer weiter hinaufzugehen
    Ist es der Applaus am Gipfel
    Der mir sagt, dass ich wertvoll bin
Ich schenke mir einen Augenblick
und kann das Kind in mir sehen
Dessen größte Angst es immer war
Im Leben allein zu stehen
    Ich öffne meine Augen
    Und sehe so viele wie Mich
    Jeder geht seinen Berg hinauf
    und will spüren, dass er wertvoll ist.
Ich öffne meine Augen
und sehe so viele wie mich
Jeder geht seinen Berg hinauf
Und will spüren, Dass er nicht allein ist

zum Schluss des Liedes.............

Ab heute will ich vieles ändern und handeln
Ich sehe meinen Berg und meinen Weg
Ich will nicht nur glücklich am Gipfel sein
Sondern auf meinem Weg dorthin....
(Unheilig)

Dieses Lied der Band Unheilig bringt zum Ausdruck, was viele Menschen berührt.

Warum verhalten wir uns im Leben so, wie wir uns verhalten?

Die letzten Jahre haben sehr deutlich zum Ausdruck gebracht, dass die Menschen endlich wieder spüren möchten, wie wertvoll sie sind und dass sie nicht allein sind.

Die Angst nicht allein und nicht wertvoll zu sein, spüren wir in allen Lebensbereichen. In unseren Beziehungen, in der Arbeit und in unserem Leben. Und genau die Angst macht das Herz eng und krank.

Dazu schreibt der Wissenschaftler und Ganzheitsmediziner Dr. Dean Ornish: „Die Angst erschafft Mauern, die unsere Herzen in Dunkelheit halten, nicht nur auf der persönlichen, sondern auch auf der sozialen und politischen Ebene."

In einem Buch von Sam Keen „Gesichter des Feindes" wird beschrieben, wie wir dazu neigen unsere „dunkle Seite" jene Aspekte in uns selbst, die uns am unbehaglichsten sind, auf andere Menschen, andere Länder, andere religiöse oder ethnische Gruppen zu projizieren.

Indem wir unsere innere Dunkelheit auf andere übertragen, können wir der Konfrontation mit diesen Teilen in uns selbst aus dem Weg gehen. So lange, bis das Herz sich meldet und der Schmerz zu groß wird.

Dr. Dean Ornish schreibt: „Der Wunsch nach Nähe und Intimität, nach der Überwindung unserer Isolationsgefühle, ist so überwältigend stark, dass er uns sogar zu selbstdestruktiven Verhaltensweisen bringen kann. Unglücklicherweise liegt eine Möglichkeit, Nähe zu erfahren, darin einen gemeinsamen Feind zu haben".

Dies ist traurig, aber wahr. Ist Ihnen schon einmal passiert, dass jemand Ihnen etwas unterstellt und Ihnen nicht die Chance lässt, sich zu erklären, den Sachverhalt richtig zu stellen? Wie fühlen Sie sich in einer solchen Situation? Wertvoll? Dazugehörig? Solche Erfahrungen machen viele Menschen bereits in ihrer Herkunftsfamilie.

Es kommt zu Schuldzuweisungen oder Unterstellungen von Seiten der Eltern oder Geschwister, wenn man das Pech hat, das schwarze Schaf in der Familie zu sein oder den Vorstellungen der Verwandtschaft nicht zu entsprechen. Als Jugendliche ist es auch nicht immer einfach, sich einen Platz an der Sonne unter den Freunden zu erobern, wenn man anders aussieht oder ist als die anderen. Hinzukommen, dass Klamottenzwang und Mutproben warten. Wenn wir so, wie wir von der Schöpfung erschaffen wurden, nicht ins Bild der anderen passen und deren Vorstellungen oder allgemeine Klischees nicht erfüllen und schlechte Noten haben oder anders sind, dann haben wir es nicht leicht.

Aber auch diejenigen, die scheinbar dem Idealbild entsprechen, müssen sich immer wieder bestätigen. Ansonsten ist man sehr schnell raus aus der Gemeinschaft. Weiter geht der Kampf um die Anerkennung im Berufsleben: Mobbing. Kampf um Positionen. Geld verdienen müssen.

Die immer länger werdenden To-Do-Listen abarbeiten. Mehrere Jobs gleichzeitig erledigen usw. Bei einem solchen Lebenswandel, bei dem wir uns permanent anpassen müssen, ist das Herz über die Maßen beansprucht!

Während meiner 20jährigen Tätigkeit als Trainer habe ich Tausende von Menschen begleiten dürfen. Wo immer ich Seminare in Firmen oder in Rehakliniken gehalten habe oder Ausbildungsseminare gegeben habe. Ein zentrales Thema war immer dabei: Die Angst davor, nicht gut genug zu sein, für die Ansprüche, die gestellt wurden. Genauso groß war die Angst vor Ablehnung, wenn man sich so zeigen würde, wie man im tiefsten Herzen ist.

Aus dieser Angst heraus hatten viele Menschen sich irgendwann entschieden, eine Maske aufzusetzen und ihr Herz zu verschließen. Sie lebten ein Leben, in dem das eigene Herz keinen Platz hatte.

Ich erinnere mich daran, als ich von einer Klinik in Österreich gebucht wurde, um Krebspatienten und Angehörige eine Humorschule anzubieten. Als Auflockerung machten wir Lachyoga. Danach ging es ans Eingemachte. Wir besprachen und trainierten Situationen aus dem Alltag, in denen es um den Umgang mit eigenen Konflikten und Konflikten mit dem Partner/in ging. Der zuständige Professor und seine Assistentin machten mit. Dies ist normalerweise nicht üblich. Zum Schluss gab es eine Feedbackrunde, bei der ich die Teilnehmer fragte, wie es ihnen und ihrem Herzen ergangen sei. Ich forderte sie auf, zu beschreiben, wie sich ihr Herz anfühlen würde, wenn sie die Augen zumachten. Ich lud sie ein, sich ihr Herz visuell vorzustellen und war gespannt darauf, welche Bilder sich ihnen innerlich zeigen würden.

Alle Teilnehmer hatten ein befreites Gefühl. Der Humor, die Offenheit und das Lachen des Kurses hatten ihre Herzen geöffnet und sie fühlten sich wohl, wie schon lange nicht mehr. Sie teilten wunderschöne Erfahrungen. Sie hatten ihr Herz wahrgenommen wie geöffnete Blüten oder eine erfrischende Karussellfahrt oder ein klarer Blick in den Bergen. Selbst Teilnehmer/innen, die während des Seminars eher verschlossen waren, hatten zum Ausdruck gebracht, dass es ihnen ums Herz leichter geworden sei und sie das Gefühl hatten, als wäre der Brustraum weiter geworden.

Die Reaktion auf das Seminar zeigte, wie gerne Menschen dazugehören wollen. Es machte auch deutlich, wie wohl sie sich fühlen, wenn sie ihr Herz öffnen können, ohne dass Sie ausgelacht werden.

Wenn alle lachen, fällt einem ein Stein vom Herzen. Einfache Humortechniken können Sie im mittleren Teil entdecken und möglichst anwenden.

Dr. Dean Ornish schreibt in seinem Buch „Revolution in der Herztherapie“: „Für mich ist die wirkliche Frage, wie wir es erreichen können, uns befreit zu fühlen und mehr Lebensfreude zu entwickeln, wie wir unsere Herzen auf psychischer Ebene öffnen können, um Intimität aufzubauen, und auf der spirituellen Ebene, um Mitgefühl zu entfalten.

Wenn wir mitfühlend bleiben, können wir aufhören, uns selbst Fesseln anzulegen und unsere Freiheit einzuschränken."

Das Herz dankt es uns! Die einzige Voraussetzung ist, dass wir endlich damit anfangen, zu uns selbst ehrlich zu sein, um zu erkennen, ob die Lebensumstände, in denen wir leben, uns guttun oder uns schaden. Anders ausgedrückt.

Liebe deine Situation, verlasse sie oder ändere etwas. Das gelingt uns jedoch nicht immer sofort. Und manchmal kann es dauern, bis wir den Mut haben, zu uns selbst zu stehen. Mir selbst ist es erst in der letzten Lebensphase meiner Mutter gelungen, zu mir selbst zu stehen und mich nicht länger zu verleugnen. Vorher war der psychische Stress für mich viel zu groß. Auch das will gewürdigt und anerkannt werden von unserem Herzen.

Damals konnte ich wahrnehmen, wie hart mein Herz wurde. Die Angst spielte hier eine Hauptrolle. Ich fühlte mich einsam und allein, weil ich mich um sie kümmern musste und zugleich war es mir nicht möglich, die Verbundenheit zu spüren, die ich und meine Eltern gebraucht hätten.

Diese Phase ging mit großer Anspannung und viel Stress einher. Vielleicht können Sie sich vorstellen, dass der Körper auf solche alten familiären Verbindungen angespannt reagiert und mit den entsprechenden Reaktionen aufwartet. So war es nicht verwunderlich, dass mein Herz rebellierte. Eines Tages hatte ich das Gefühl, als würde ich wie von einem Schlag getroffen. Der Notarzt kam. Es folgte eine schwere Herz-OP mit vielen Ersatzteilen, Vorhofflimmern und Herzrhythmusstörungen. Gefolgt von einem großen Gefühl der Schwäche.

In diesem Moment wurde ich auf mich selbst zurückgeworfen. Es war, als würde die Abnablung von meinen Eltern mich dazu zwingen, mein Leben noch einmal neu zu beginnen.

So wie mir ergeht es vielen Menschen. Jung und Alt. Die Zahlen der Herzerkrankungen nehmen auch durch den steigenden sozialen Druck, Sorgen, Burn-Out, Depressionen, Bluthochdruck und eine ungesunde Lebensweise zu. Aus dieser zunehmenden Not hat sich eine neue Disziplin in der Schulmedizin ergeben, die Psychokardiologische Begleitung.

Zurück zu unserem Lied.........

Ab heute will ich vieles ändern und handeln
Ich sehe meinen Berg und meinen Weg
Ich will nicht nur glücklich am Gipfel sein
Sondern auf meinem Weg dorthin....

Es geht im Wesentlichen nicht nur darum, die Ängste loswerden zu wollen, sondern auch darum, sich mit solchen Aufgaben zu beschäftigen, die gut tun und sich mit Menschen zu umgeben, die einen nähren und stärken. Menschen, bei denen wir so sein dürfen, wie wir sind. Dann beherrscht die Angst einen nicht mehr und man gewinnt die Kontrolle über das eigene Leben Stück für Stück zurück.

Wie ich mit dieser kritischen Situation umgegangen bin, wie ich meine Ängste losgeworden bin und was ich nach meiner kleinen Wiedergeburt verändert habe, um wieder voller Zuversicht auf meinem Lebensweg weiterzugehen und meine gesundheitliche Situation zu verbessern, werden Sie in den nächsten Kapiteln erfahren.

Essenz: Angst lähmt unsere Lebensenergie und macht einsam. Schauen wir der Angst hingegen ins Gesicht, können wir einen Weg zur Heilung erkennen.

Den Zugang zum eigenen Herzen finden

Man soll die Dinge nicht so tragisch nehmen, wie sie sind.
- Karl Valentin

Es ist kein Zuckerschlecken am Herzen so umfangreich operiert zu werden. Ich wurde auf allen Ebenen sehr gefordert. Nicht nur der emotionale Stress lastete auf mir, sondern auch der körperliche Stress nach der Operation war eine große Belastung.

Als ich aus der Rehaklinik entlassen wurde, hatte ich einen Dauerpuls von über 100, ein Blutdruck um die 90/60. Ich fühlte mich so erschöpft, dass ich nicht mehr als 3 Treppenstufen am Stück gehen konnte. Danach war mir, als hätte ich einen Berg bestiegen. Beim Bücken wurde mir schwarz vor den Augen und ich musste mich festhalten.

An Schlaf war nicht zu denken, weil ich schwach war und gleichzeitig hypernervös. Es war eine schwierige Zeit, die mir deutlich machte, wie kostbar das Leben ist. Und wie leicht wir vergessen, wie wertvoll unsere Gesundheit ist. Erstaunlicherweise wird uns der Wert eines funktionierenden Körpers erst dann bewusst, wenn wir nicht mehr tun und lassen können, was wir wollen. Mir blieb nichts anderes übrig, als mich mit der neuen Situation zu arrangieren. **Hingabe war das Zauberwort**, was mir half, mich mit der neuen Lebenssituation zurechtzufinden. Aber auch **Geduld und Selbstmitgefühl** waren gefragt. Also all die Tugenden, die ich viele Jahre ignoriert hatte. Hinzu kam die **Achtsamkeit**, die mir dabei half, mein Herz auf eine neue Weise zu spüren und es ernst zu nehmen. All das half mir, neue Wege zu finden, die mich darin unterstützten, dass es mir Schritt für Schritt langsam wieder besser ging.

Hoffentlich wird es nicht so schlimm, wie es schon ist.
- Karl Valentin

Damals fragte ich mich, wie ich genau wieder Zugang zu meinem Herz und zu meinem Körper bekommen könnte. Ich spürte instinktiv, dass ich nur dann weiterleben konnte, wenn ich Kontakt zu meinem Herzen aufnehmen würde.

Nicht nur das, ich wusste, dass ich in einen Dialog mit meinem Herzen gehen musste. Es hatte mir zu eindrücklich gezeigt, dass es nicht bereit war, so mit mir weiterzuleben, wie zuvor. Also fing ich an, mit meinem Herz zu sprechen. Das war eine vollkommen neue Erfahrung für mich.

Ich legte eine Hand auf meinen Herzraum und ging so in Kontakt mit ihm. Dabei ließ ich mir Zeit. So viel Zeit, dass ich das Gefühl hatte, dass mein Herz die Hand auf meinem Körper spüren könnte. Dann begann ich den inneren Dialog.

Ich sagte: „Mein liebes Herz, ich liebe dich!
Mein liebes Herz, ich vertraue dir.
Mein liebes Herz, in Zukunft werde ich mit dir zusammenarbeiten.
Mein liebes Herz, bitte verzeihe mir.
Mein liebes Herz, bitte helfe mir!

Probieren Sie es einmal aus. Suchen Sie sich einen Ort, an dem Sie ungestört sind. Legen Sie eine Hand auf Ihrem Herz Raum und sprechen Sie einen Satz nach dem nächsten langsam und laut aus. Atmen Sie dabei ruhig ein und aus und wenn es Ihnen möglich ist, schließen Sie Ihre Augen.

Wenn Ihnen dieser Dialog gefällt und Sie spüren, dass Ihr Herz schon lange darauf gewartet hat, mit Ihnen zu sprechen, könnten Sie diesen Austausch abends vor dem Schlafen gehen machen. Dann kann Ihnen Ihr Herz jedes Mal unmittelbar Feedback auf den vergangenen Tag geben. Sie werden schneller ein Feedback darauf bekommen, wer oder was Ihnen schadet und wer oder was Ihnen guttut.

Vielleicht kommt Ihnen dieser Vorschlag ein wenig albern vor. Aber wenn Sie einmal innehalten und Ihre Aufmerksamkeit nach Innen richten, werden Sie feststellen, dass wir den ganzen Tag sowieso mit uns selbst sprechen.

Solange wir unsere Aufmerksamkeit nach Außen gerichtet haben und immer nur darauf warten, Anerkennung, Liebe und Zuspruch zu erhalten, ist uns nicht bewusst, wie es in uns selbst aussieht. Halten wir aber inne und werden still, dann können wir erkennen, dass es in uns laut ist. Sehr laut sogar.

Probieren Sie es gleich aus.

Lauschen

Richten Sie sich so ein, dass Sie 15 Minuten ruhig sitzen bleiben. Kommen Sie in eine bequeme Haltung, bei der Ihre Wirbelsäule aufgerichtet ist. Konzentrieren Sie sich auf Ihre Atmung. Nehmen Sie wahr, wie Ihr Atem durch die Nase in Ihren Körper einströmt und den Körper wieder verlässt. Nach einigen Atemzügen werden Sie wahrscheinlich mit Ihrer Aufmerksamkeit abschweifen. Es werden Gedanken auftauchen und Sie von der Atmung ablenken. Versuchen Sie, sich nicht in den Inhalten Ihrer Gedanken zu verlieren, sondern beobachten Sie Ihre Gedanken einfach. Planen Sie? Bewerten Sie? Kritisieren Sie sich dafür, dass Sie bereits nach einigen Atemzügen abgedriftet sind? Kommentieren Sie diese Übung? Nehmen Sie nur wahr, was Sie sich selbst erzählen. Vielleicht ist es Ihnen möglich, die Gedanken zu benennen. In den ersten Tagen, wenn Sie diese Übung regelmäßig machen möchten, und das ist etwas, was ich Ihnen ans Herz lege, können Sie jeden Gedanken, den Sie bemerken mit „denken“ benennen. Sind Sie bereits etwas geübter, können Sie genauer werden und die Gedanken zum Beispiel mit „planen“, „organisieren“, „kritisieren“, „bewerten“ oder „vergleichen“ etikettieren.

Diese Übung ist deshalb so wunderbar, weil sie uns zeigt, welche Färbung unsere Gedanken haben. Sind Ihre Gedanken primär kritisch? Schauen Sie optimistisch auf eine Situation? Sind Sie lösungsorientiert oder handelt es sich um Vorwürfe?

Ändere deine Sprache und du änderst deine Gedanken.“, sagte der Unternehmer Karl Albrecht. Der Begründer des Buddhismus, Siddharta Gautama sagte, Gedanken formen deine Wirklichkeit. Wie wir es drehen und wenden, die Sprache hat einen großen Einfluss auf unsere Wirklichkeit – und auf unser Herz.

Wie sind Ihre Selbstgespräche mit sich selbst. Lösungsorientiert oder problemorientiert?

Wenn Sie sich bewusster mit Ihrer Sprache auseinandersetzen, werden Sie erkennen, dass Sprache Ihnen Kraft rauben kann. Sprache kann Sie aber auch aufbauen. Sie haben die Wahl!

Die subtile Macht von müssen und sollen

Als ich durch die Gespräche mit meinem Herzen realisierte, wie viel selbstzerstörerische Monologe ich vor meiner Herz-OP geführt hatte, wurde mir bewusst, wie sehr mein eigenes Dasein von inneren Monologen geprägt war. Forschungen haben gezeigt, dass unser Geist uns selbst jeden Tag unzählige Geschichten erzählt. Forschungen haben gezeigt, dass wir zwischen 70.000 bis 80.000 Gedanken am Tag denken. Das klingt im ersten Moment sehr viel. Aber leider sind 95% davon immer die gleichen. Häufig sind es äußerst selbstkritische, anklagende, bewertende, kleinmachende, fordernde und lieblose Gedanken, die sich destruktiv gegen uns selbst und unsere Gesundheit richten. Sie halten uns auch von der direkten Erfahrung des Lebens ab, weil sie uns gerne in die Vergangenheit oder Zukunft entführen.

Um sich der eigenen Gedanken bewusst zu werden, braucht es einen wachen Geist, der unterscheidungsfähig ist und Gedanken als Gedanken erkennen kann. Gelingt uns diese Unterscheidung, haben wir immer noch die Wahl, ob wir einen Gedanken nutzen oder ihn ziehen lassen. Denken an und für sich ist nicht schlecht. Besonders dann nicht, wenn wir bewusst mit ihnen umgehen, und sie kreativ und achtsam nutzen.

Für mich selbst war es erschreckend zu erkennen, wie viele meiner Gedanken sich darum drehten, was ich noch erledigen müsste oder sollte. Bereits im Bett, nachdem ich wachgeworden war, peitschte mich das erste „Du musst noch dieses erledigen." Oder „Du sollst jenes nicht tun." aus dem Bett. Spätestens unter der Dusche jagt uns das „müssen" den nächsten kalten Schauer über den Rücken, indem es uns erzählt, was wir alles erledigen müssen, um überhaupt eine Daseinsberechtigung zu haben. Selbst das Wochenende hat ein MUSS als Vorzeichen.

Wir müssen unsere Freizeit sinnvoll nutzen, damit wir gesund bleiben. Aber müssen wir das wirklich? Es gibt Dinge im Leben, die muss man tatsächlich tun. Die meisten aber nicht. Um zu überleben, müssen wir atmen, schlafen, trinken und essen. Und eines Tages müssen wir auch sterben. Alles andere ist kulturell bedingt und wird mit einem muss versehen. Wer schreibt uns vor, dass wir am Samstag das Auto waschen müssen, den Müll zum Wertstoffhof bringen müssen, die Eltern anrufen müssen? Wir hetzen den gesellschaftlichen Ansprüchen hinterher, die uns sagen, was wir tun und lassen müssen und bleiben dabei selbst auf der Strecke. Wir hetzen diesen Ansprüchen hinterher, ohne uns selbst zu fragen, ob wir dass alles wirklich wollen.

Wie oft sagen Sie sich selbst: Ich muss... / Ich sollte unbedingt.... / Ich müsste eigentlich.... Ich muss noch schnell mal...durch den Tag peitschen......

Achten Sie im Verlauf eines Tages darauf, wie oft Sie das Wort aussprechen und fragen Sie sich dann: „Muss ich das wirklich?!"

Mit Sätzen wie diesen erzeugen Sie sich selbst enorm viel Stress und Druck. Sie belasten Ihr Herz, dass sich entspannen möchte und das Leben genießen will. Und wieder einmal Hand aufs Herz: Wer sagt Ihnen, dass Sie sich so stressen, müssen?

Untersuchungen konnten nachweisen, dass worauf wir unsere Aufmerksamkeit richten, zu einem Teil von uns wird. Es liegt also an uns selbst! Richten Sie Ihren Fokus auf müssen und sollen, werden Sie abends erschöpft ins Bett fallen. Ändern Sie hingegen Ihre Sichtweise und blicken Sie mit Achtsamkeit, Entspannung Fokussierung, Bewusstheit und Selbstverantwortung auf all das, was das Leben schöner und entspannter macht, wird sich Ihr Herz freuen – und Ihr Leben wird reicher, schöner und entspannter.

Ihr Herz braucht eine bewusste Entscheidung in Richtung Achtsamkeit. Sie tun gut daran, sich bewusst zu machen,

- warum Sie sich mehr um Ihr Herz kümmern, möchten
- was es braucht, damit Sie im Einklang mit Ihrem Herzen leben
- und wie Sie Schritt für Schritt Ihr Ziel dorthin verfolgen.

Die Ausrichtung ist hier wichtig, denn nur dann, wenn Sie Ihre Ziele klar und eindeutig definieren und kennen, setzen Sie auch unter größten äußeren Belastungen die richtigen Prioritäten. Sie werden lernen, Ihre Kräfte so einzusetzen, dass Ihr Herz gerne in Ihnen schlägt und Sie entspannt leben, ohne dabei auszubrennen.

Stress reduzieren

Sich um das Herz zu kümmern, bedeutet nicht, dass Sie nur noch entspannt, zu Hause auf dem Sofa sitzen sollen. Wir brauchen auch ein gewisses Maß an Stress, um uns lebendig zu fühlen und um unser Überleben zu sichern. Aus der Sicht der Evolution brauchen wir sogar eine gewisse Portion Stress, wenn wir uns in gefährlichen Situationen befinden. Es ist sogar gesund und ein uralter, biologischer und sinnvoller Mechanismus, der dem Menschen durch einen reflexartigen Mechanismus – Angriff oder Flucht – das Überleben sicherte.

Allerdings muss auf diese Anspannung auch wieder eine Entspannung erfolgen, in der die durch den Stress ausgelöste körperliche Aktivierung wieder runterfährt. Ist ein gesundes Wechselspiel von Anspannung und Entspannung gegeben, kann ein gewisses Maß an Stress sogar als Würze des Lebens bezeichnet werden. Stress wird erst dann problematisch, wenn der Kampf-Flucht-Mechanismus im Verlauf eines Tages unzählige Male aktiviert wird, aber die Energie nicht mehr in Kampf oder Flucht verbraucht wird und sich dadurch im Körper anstaut.

Es sind aber nicht nur äußerliche Faktoren, die Stress auslösen. Forschungen haben gezeigt, dass Stressauslöser und Stressreaktion in einer Beziehung der wechselseitigen Beeinflussung zueinanderstehen.

Das heißt, dass es eine Verbindung gibt zwischen einer Situation, die sich ständig verändert und einer Person, die denkt, fühlt und handelt und auf die Situation reagiert und wirkt. Das bedeutet, dass es Stress ganz individuell erfahren wird. Es keine Reize gibt, die per se bei allen Menschen gleich viel Stress auslösen. Sie reagieren auf einen Stau im Straßenverkehr wahrscheinlich ganz anders als ich. Momente, die mich entspannen, können Sie möglicherweise stressen. Zum Stressauslöser werden Situationen erst durch unsere individuelle Bewertung. Dass bedeutet, dass Sie ganz allein entscheiden, ob Sie sich von etwas stressen lassen, Sie jemanden oder etwas als bedrohlich oder als herausfordernd empfinden.

Zahlreiche Forschungen belegen, dass eine stressige Situation nicht bei allen Menschen und in allen Belastungssituationen in gleicher stereotyper Weise ablaufen. Manchmal reagiert ein Mensch mehr über das Herz, ein anderer Mensch über den Verdauungsapparat etc. Das wird auch wieder individuell bewertet und ist dementsprechend auch mit ganz unterschiedlichen Emotionen verbunden, denen wiederum jeweils spezifische neuroendokrine Stressreaktionsmuster (Veränderungen im Gehirn, Nerven- und Immunsystem sowie auf hormoneller Ebene) zugeordnet werden.

Bei mir war es so, dass auf Situationen, in denen ich mich gestresst gefühlt habe, mein Herz besonders reagierte und mein sympathisches System angekurbelt wurde, der Puls hochschnellte und die Herzfrequenz einrastete, was zu typischen Angstausbrüchen und Wutreaktionen führte.

Wir können auch in unserer Umwelt tagtäglich wahrnehmen, wie sich Stress auswirkt. Es braucht nur ein paar Minuten Verspätung eines Busses und schon regen Menschen sich auf. Und wer nicht schon vor der roten Ampel stehend das grün erahnt und losfährt, wird beschimpft, wenn er nicht gleich bei grün losrast.

Ist man jedoch achtsam und mit Selbstdisziplin vertraut, dann ist der Umgang mit stressigen Situationen einfacher. Dann heißt es: Einatmen, ausatmen, wenn der Bus Verspätung hat. Die gute Botschaft lautet also, wir können alle Herausforderungen locker und leicht bewerkstelligen, wenn wir uns bewusst machen, dass es nicht die äußeren Situationen selbst sind, die Stress verursachen, sondern wir lernen können, inmitten einer herausfordernden Situation ruhig und gelassen zu bleiben. Dann sinkt der Puls gleich nach einer ersten Aufregung wieder, die Herzfrequenzvariabilität nimmt zu und ein Gefühl von Ruhe und

Entspannung stellt sich ein. Sind wir hingegen angespannt und ruhelos, verärgert und frustriert, dann kann das einen gestressten Herzrhythmus oder Vorhofflimmern nach sich ziehen. Bei Vorhofflimmern arbeiten die Vorhöfe nicht mehr im Rhythmus, sondern die Wände vibrieren mit einer Frequenz zwischen ca.350 und ca.600 kleinen Bewegungen in der Minute. Das führt zu Herzrhythmusstörungen, wobei das Herz nicht mehr regelmäßig im Takt schlägt.

Ist dies der Fall, ist es ein ganz klarer Weckruf des Herzens, sich zu entspannen. Sonst dreht man durch, weil die innere Unruhe unerträglich wird. Das Herz schlägt ständig im Ungleichgewicht.

Natürlich kann man mit Tabletten einiges bewerkstelligen, allerdings ist dies nur ein Unterdrücken, spürt aber trotzdem, dass das Herz nicht in Ordnung ist. Es fühlt sich an, als wenn man eine Beule im Fahrradreifen hat. Es läuft unrund im Körper und Psyche.

Verbundenheit erfahren mit sich selbst und dem Leben

Für mich persönlich bestand die einzige Chance zur umfassenden Gesundung darin, meinen Stress zu reduzieren und mich liebevoll und achtsam meinem Herzen und meinem Atem zuzuwenden, um wieder diese tiefe Verbundenheit zu spüren zwischen meinem Körper und meiner Seele und mit dem Leben selbst.

Bewusst zu atmen, bedeutet im ursprünglichen Sinne, dass wir eins sind mit uns selbst und der Welt. Wie groß die Diskrepanz bei mir war, wurde mir nach der Herz-OP bewusst. Ich war nicht verbunden mit meinem Herzen und auch nicht mit meiner Seele. Und schon gar nicht mit dem Rest der Welt. Nach und nach realisierte ich, dass es gar nicht so schwer ist. Manchmal reichten bereits drei tiefe Atemzüge, um einen solchen Zustand zu erreichen. Manchmal brauchte es ein paar Hundert Atemzüge mehr. Aber als ich anfing, regelmäßig zu üben, kam ich mit Hilfe der Atmung immer schneller in den gegenwärtigen Moment. Und dass wirkte dem Stress entgegen und förderte die Gelassenheit.

Es wurde für mich eine wunderbare Erfahrung, als ich mich meinem Herzen neu annäherte und spürte, wie wenig es eigentlich braucht, um mich wirklich wohlzufühlen. Die Augenblicke häuften sich, in denen ich irgendwo auf einer Bank in der Sonne saß und drei tiefe Atemzüge nahm, und mich einfach wohl fühlte und nichts mehr brauchte, nichts mehr wollte. Ich war einfach unbeschreiblich glücklich, dass ich noch lebte. Auch in solchen Momenten, früh morgens im Wald, wo ich die Stille der Natur einatmete. In solchen Augenblicken konnte es geschehen, dass ich die Verbundenheit zu meinem Herzen endlich wieder spürte und ich mich von einem Moment auf den anderen mit dem Ausatmen plötzlich eins mit Gott und der Welt fühlte.

Je mehr ich wieder in Verbindung kam mit meinem Herzen, desto öfters hatte ich solche Erfahrungen auf kleinen Wanderungen oder generell in der Natur. Es gab Augenblicke, da stand ich da, verbunden mit meinem Herzen und schaute in die untergehende Sonne und war ganz im Hier und Jetzt. Ich roch das Holz im Wald und mein Atem wurde zur Welle. Ganz im Moment. Wunschlos glücklich. Eins mit dem Takt des Herzens. Durchdrungen von tiefer Dankbarkeit dafür, zu leben. Einfach da sein zu können. In diesem einen Moment.

Und in manchen Momenten öffnet sich in diesem Jetzt etwas in mir, das eine Verbundenheit entstehen lässt zwischen mir und allem.

Solche Erfahrungen können auch Sie machen. Beim Unkraut zupfen, beim Essen kochen, beim Atmen, im Park oder auf dem Sofa. Quasi überall. In solchen Momenten erfahren wir den Zustand des Friedens.

Solche Augenblicke weiten unser Bewusstsein, öffnen den Geist und lassen das verletzte Herz endlich strahlen. Wenn Sie sich darauf einlassen, können auch sie erleben, dass es noch viel mehr gibt als das kleine

ICH, dass permanent gegen inneren und äußeren Stress ankämpft, sich konstant getrennt fühlt, häufig Sehnsucht hat nach einem immer mehr oder permanent irgendetwas im Außen braucht, um sich gut, frei oder ganz zu fühlen.

Bewusste Atmung ist aber auch ein Tuwort. Wenn Sie sich Ihrer Atmung regelmäßig, mitfühlend und achtsam zuwenden, brauchen Sie nicht einmal einen Berggipfel oder einen Sonnengang, um sich selbst zu spüren. Manchmal reichen schon drei tiefe und bewusste Atemzüge im Alltag, um über dieses Ich hinauszugelangen und in jenem inneren Raum anzukommen, in dem es weder Raum noch Zeit gibt. Dort gibt es auch kein MEIN. MIR. ICH und infolgedessen auch kein DU.

Lassen Sie sich Zeit, ohne sie zu verschwenden

Sollten Sie noch keine Erfahrung mit Atemübungen oder bewusster Entspannung haben, braucht es möglicherweise etwas Übung, um über drei Atemzüge direkt im gegenwärtigen Moment anzukommen oder um das eigene Herz wieder zu spüren. Aber wie heißt es so schön: Eine Reise mit 1000 Meilen beginnt mit einem Schritt.

Atem- und Herzbewusstsein beginnt mit der achtsamen Wahrnehmung des eigenen Atems. Manchmal kommen manche Menschen mit drei bewussten Atemzügen aber bereits an ihre Grenzen. Sie sind es nicht gewohnt, sich auf sich selbst zu konzentrieren. Und in einer Zeit, in der Zerstreuung über das Handy Programm ist, ist Konzentration schon fast ein Fremdwort. Deshalb ist es wichtig, klein anzufangen und sich nicht zu überfordern. Beginnen Sie mit drei achtsamen Atemzügen. Und dann noch drei. Und noch drei…

Die Autorin Doris Iding schreibt in ihrem Buch „Achtsam in drei Atemzügen“, dass Stressreduktion mit drei bewussten Atemzügen beginnt. Denn spätestens dann macht sich unser Geist auf und davon. Wenn Sie aber ganz bewusst wieder drei Atemzüge nehmen, können Sie ihn leichter wieder einfangen. Und noch mal drei Atemzüge. Und noch drei. Je häufiger Sie diese Atemzüge bewusst machen, ohne etwas anderes zu tun und ohne sich unter Druck zu setzen, desto eher wird Ihre Gelassenheit zunehmen und Ihr Stress wird weniger und die Verbindung zu Ihrem Herzen wird tiefer.

Probieren Sie es doch gleich noch einmal: 3 achtsame Atemzüge. Einatmen durch die Nase. Ausatmen durch den Mund. Einatmen durch die Nase. Ausatmen durch den Mund. Einatmen durch die Nase. Ausatmen durch den Mund.

Und, wie war`s? Haben Sie diese 3 Atemzüge bereits bewusster wahrgenommen als die ersten? Haben Sie keine Veränderung wahrgenommen? Alles, was Sie wahrnehmen oder nicht wahrnehmen, ist gut. Es geht in erster Linie mal darum, es überhaupt zu tun.

Wollen Sie gleich weiterüben und Ihr Herz mit in diese Atemübung einbeziehen? Einatmend lenken Sie den Atem in Ihr Herz. Ausatmend verteilt sich der frische Sauerstoff in Ihrem Herzen. Wiederholen Sie diese bewusste Herzatmung gerne dreimal, sechsmal oder neunmal. Wenn Sie sich dafür entscheiden, jeden Tag regelmäßig eine oder mehrere kleine Atemmeditationen in Ihr Leben zu integrieren, wird sich dies auf vielen Ebenen positiv auswirken und so werden Sie Ihrem Herzen auch sehr viel Gutes tun.

- Sie schenken Ihrem Herzen mehr Sauerstoff. Dadurch verbessert sich der Stoffwechsel.
- Ihre Körperhaltung wird sich nachhaltig verbessern, weil das Zwerchfell eng mit der Wirbelsäule zusammenhängt. Durch tiefe, bewusste

Atmung die Aufrichtung unserer Wirbelsäule und damit einhergehend unsere Aufrichtigkeit überhaupt erst ermöglicht wird. Dadurch hat auch das Herz mehr Raum
- Ihre Bauchorgane werden durch bewusste Atmung massiert. Dadurch verbessert sich Ihre Konzentration.
- Sie werden besser mit Stress umgehen können, weil Sie sich besser abgrenzen können und Sie Ihre Bedürfnisse besser kennen.

Das A & O für mehr Herzverbundenheit

Wenn Sie den Zustand der Verbundenheit mit Ihrem Herzen häufiger erfahren wollen, braucht es die Bereitschaft, sich regelmäßig hinzusetzen, um bewusst zu atmen. Alle spirituellen Traditionen verweisen darauf, dass die Atemübungen nur dann wirklich funktionieren, wenn Sie regelmäßig üben. Atemübungen sind der Schlüssel zu mehr Achtsamkeit, Hingabe, Demut, Geduld, Mitgefühl und Herzöffnung. Sie sind eine große Hilfe, mit einem offenen Herzen und einem ruhigen Geist persönlichen Herausforderungen wie Stress, Ängsten und Konflikten aber auch gesellschaftlichen Problemen wie der Klimakatastrophe oder der Spaltung in der Gesellschaft zu begegnen. Atemübungen sind eine Praxis, die auf dem Meditationskissen und inmitten des Alltags geübt wird. Es ist ein Weg des Tuns. Deshalb fangen Sie am besten hier und heute an.

Eine kleine Atempause

Nehmen Sie sich jeden Tag, am besten zur gleichen Zeit, ein paar Minuten, um diese Übung zu machen. Kommen in eine aufrechte und bequeme Sitzhaltung, mit dem Wissen, dass Sie nichts leisten müssen.

Nehmen Sie dann Ihre Atmung wahr, ohne sie zu verändern. Gehen Sie dann mit der Aufmerksamkeit zu den Füßen und schenken Sie Ihren Füßen 3 achtsame Atemzüge. Gehen Sie dann weiter hoch zu den Unterschenkeln und schenken Sie ihnen 3 achtsame Atemzüge. Weiter geht's zu den Knien, den Oberschenkeln, dem Becken, dem Rücken, dem Bauch, dem Brustkorb, dem Schultergürtel, Armen, Händen, Hals und Nacken, dem Hinterkopf und dem Gesicht. Schenken Sie jedem Bereich Ihres Körpers jeweils 3 achtsame Atemzüge. Stellen Sie sich abschließend Ihren ganzen Körper noch einmal als Atemraum vor und nehmen Sie 3 achtsame Atemzüge. Öffnen Sie die Augen, recken und strecken Sie sich.

Konnten Sie die Übung genießen? Ist es Ihnen gelungen drei Atemzüge in einer Region zu bleiben? Haben Sie durch diese kleine Übung auch mehr Verbindung zu Ihrem Herzen und Ihrem Körper herstellen können? Häufig nehmen wir die unterschiedlichen Regionen im Körper erst dann wahr, wenn wir krank werden. Möglicherweise wird Ihnen durch Übung noch einmal umfassender bewusst, was für ein Geschenk Ihr Körper ist und natürlich auch Ihr Herz, welches diesen Körper durch den Blutkreislauf mit frischem Sauerstoff versorgt.

Machen Sie diese Meditation ein bis zwei Wochen. Und dann weiten Sie auf 6 Atemzüge aus. Und dann auf 7 oder 9 Atemzüge. Steigern Sie sich langsam. Aber lassen Sie sich Zeit. Machen Sie sich bewusst, es geht nicht darum, sich zusätzlichen Stress zu machen, sondern darum, diesen zu reduzieren. Eine weitere Atemübung liebe ich besonders. Sie beruhigt mich jedes Mal, wenn ich sie mache. Sie kommt aus dem Yoga und wird „Nado Shodana“ genannt. Bei dieser Übung atmet man abwechselnd durch das linke oder das rechte Nasenloch ein und aus. Diese Art der Atmung hat eine beruhigende Wirkung auf das Nervensystem und ist besonders empfehlenswert, wenn die innere Unruhe stark ist. Neugierig geworden? Probieren Sie die Übung direkt einmal aus:

Wechselatmung

Setzen sie sich bequem hin und schließen Sie die Augen.
Atmen Sie dann durch beide Nasenlöcher vollständig aus.
Schließen Sie dann das rechte Nasenloch mit dem Daumen und atmen Sie langsam durch das linke Nasenloch ein.
Verschließen Sie dann mit dem Ringfinger der rechten Hand das linke Nasenloch und atmen Sie durch das rechte Nasenloch aus.
Atmen Sie durch das rechte Nasenloch ein.
Verschließen Sie das rechte Nasenloch und atmen durch das linke Nasenloch aus.
Setzen Sie die Atmung auf diese Weise die Atmung fort.
Zählen Sie dann mit der nächsten Einatmung bis 4 und bei der Ausatmung – wenn möglich bis 6 oder bis 8.
Beenden Sie diese Atemübung, indem Sie durch das rechte Nasenloch einatmen.
Wenn möglich, lassen Sie die Augen noch ein paar Momente geschlossen und spüren Sie der Übung nach.

Nach und nach gelang es mir, mit meinem Herz aufbauend zu sprechen und tief und regelmäßig zu atmen. Ich fragte meinen Vorhof, was ich tun kann, damit er sich wieder beruhigt, und dankte ihm dafür, dass er alles versuchte, um sich wieder im Takt zu bewegen. Während ich mich mit dem Vorhof verband, stellte ich mir vor, wie mein Herzrhythmus wieder regelmäßig schlägt und mein Vorhof sich beruhigt.

Zahlreiche Studien haben bewiesen, dass Gedanken eine enorme Kraft haben. Wenn wir uns zum Beispiel vorstellen, dass das Blut in meine Hände strömt und sie warm werden, diese Visualisierung tatsächlich die Durchblutung meiner Hände steigern kann.

Ich war mir sicher, dass das, was mit den Händen möglich ist, auch mit anderen Körperteilen und Organen möglich ist. In meinem Fall war es das Herz. Also fing ich an, regelmäßig mit mir und meinem Herz aufbauend zu reden. Ich machte die Nasenatmung und visualisierte mein Herz, wie es wieder regelmäßiger schlägt und sich beruhigt. Das tat ich mit viel Mitgefühl und Geduld. Nach gut 3 Monaten, nachdem ich aus der Rehaklinik entlassen wurde, konnte ich so meinen Blutdruck und meinen Puls beeinflussen. Etwas in mir fing an, sich wieder zu entspannen. Ich empfand nicht mehr so ein Chaos in meinem Körper, sondern langsam stellte sich ein bisschen mehr innere Ruhe ein. Was für ein Geschenk. Der erste Schritt war getan.

Wachsen oder welken?

Gerne erinnere ich mich an die Zeit, in der ich Lachyoga-Seminare gegeben habe. Ich stellte meinen Teilnehmern immer folgende Frage: „Wollen wir im Leben wachsen oder welken?“ Wachsen können wir, wenn das Milieu in uns und um uns herum gut ist. Welken werden wir, wenn wir ein Milieu schaffen, das nicht förderlich für das Leben ist. Jetzt war es an der Zeit, dass ich selbst diese Weisheit beherzigen musste, um zu gesunden und wieder vollständig am Leben teilnehmen zu können. Dies gelang mir, als mir bewusst wurde, wie wertvoll jeder einzelne Tag ist. Wer sein Herz jeden Tag so intensiv spürt, der wird schmerzlich daran erinnert, dass das Leben endlich ist. Und damit tauchen natürlich auch viele Ängste auf. Sie klopfen über das Herz bei uns an, und erinnern uns daran, dass jeder Mensch eines Tages sterben wird – auch wir. Das Bewusstsein für die eigene Endlichkeit zeigte mir, dass es darum geht, wieder kleine Erfolge wertzuschätzen und den Tag zu genießen. Das heißt, jeden Tag auf meinem Weg glücklich zu sein. Wie heißt es so schön in dem Lied mein Berg am Schluss.

Ab heute will ich vieles ändern und handeln
Ich sehe meinen Berg und meinen Weg
Ich will nicht nur glücklich am Gipfel sein
Sondern auf meinem Weg dorthin....
(Unheilig)

Essenz: Unser Herz will beachtet werden. Tun wir dies, reagiert es wohlwollend darauf. Die Atmung ist der Schlüssel dazu.

Dem Herzen Halt und Unterstützung schenken

Wachsen oder welken?! Das Milieu ist das Entscheidende dabei. Was passiert, wenn Sie Ihre Blumen mit Coca-Cola gießen? Die Blume wird nicht sprießen. Verwenden Sie hingegen frisches Wasser und eine substanzielle Nährlösung, werden Sie sich an den Blüten erfreuen können – vorausgesetzt, die Dosis stimmt. Genauso verhielt es sich mit meinem eigenen Heilungsprozess. Um meine Situation zu verbessern, musste ich anfangen mein körperliches, geistiges und seelische Niveau aufzupäppeln, ohne mich dabei zu überfordern. In diesem Kapitel möchte ich gerne auf viele einfache Möglichkeiten hinweisen, die sich sehr positiv auf meine Herzgesundheit ausgewirkt haben, und das Potenzial besitzen, auch bei anderen Menschen positive Wirkungen zu entfalten. Gemeinsam möchte ich mit Ihnen eine Reise machen in die Welt der Fülle. Dabei werden alle Sinne angesprochen. Es macht Spaß und kann Körper, Geist und Seele erfüllen.

Am besten versetzen wir uns in unsere Kindheit zurück. Erinnern Sie sich noch? Damals haben wir die ganze Welt voller Neugier und spielerischem Drang entdeckt. Jeder Tag war ein Wunder, der viele magische Momente für mich bereithielt.

Diese Einstellung hat mir persönlich sehr geholfen, diesen abwechslungsreichen Weg zu beschreiten. Steigen Sie ein, es geht los..................!

Wer am Ende ist, kann von vorn anfangen,
denn das Ende ist der Anfang von der anderen Seite.
- Karl Valentin

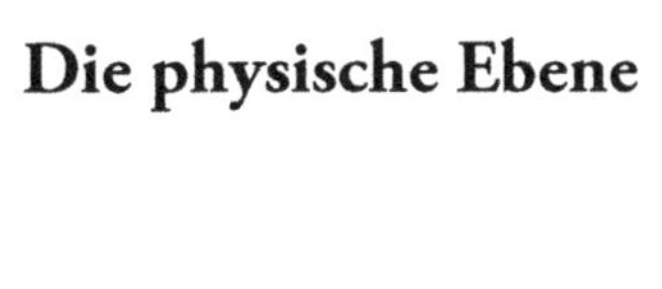

Die physische Ebene

Die physische Ebene – Ernährung, die dem Herzen guttut

Bereits als junger Mensch war ich fasziniert, wenn ich Fotos oder Filme über Indien gesehen habe. Diese Farbenpracht erfüllte mich jedes Mal mit großer Freude. Als ich nach meiner ersten OP am Herzen in der Rehaklinik war, sah ich mir nachts immer eine Sendung an, in der die Verkehrsbrennpunkte auf der ganzen Welt aus der Vogelperspektive betrachtet wurden. In Indien wurde eine Straßenkreuzung in Mumbai gezeigt. Hier trafen ungefähr 12 verschiedene Zufahrtsstraßen aufeinander zu. Diese Straßenkreuzung war überfüllt. Es waren Männern zu sehen, die Handkarren zogen. Ochsenkarren, LKWs, Räder, Lastenmotorräder, Autos, Fußgänger, Busse und Mopeds steuerten allesamt auf diese Kreuzung zu, um auf eine der Zufahrtsstraßen zu kommen. Es entstand ein riesiges Chaos und mehrere Polizisten versuchten, dieses Chaos zu lenken, damit das Ganze nicht kollabierte. Ich musste jedes Mal lachen, wenn ich diese Aufnahmen sah. Gleichzeitig war ich erstaunt, dass so etwas überhaupt funktionieren konnte. Die Filmaufnahmen waren nicht geschnitten. Dadurch konnte ich in aller Ruhe beobachten, wie lang ein Ochsenkarren von der einen Zugangsstraße bis zur gegenüberliegenden Straße brauchte.
Es dauerte eine gute Dreiviertelstunde!

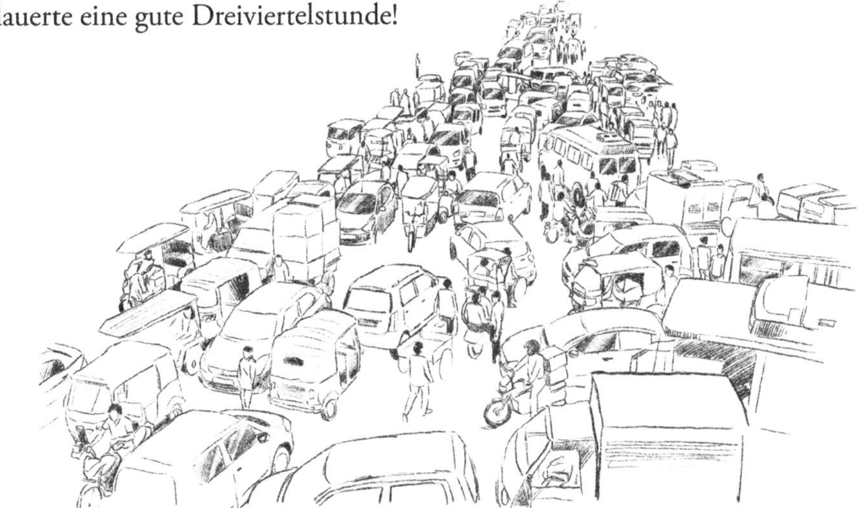

Stellen Sie sich vor, Sie benötigen jeden Tag eine Dreiviertelstunde, um über eine Kreuzung zu kommen. Und es gibt aber nur diese eine Möglichkeit. Sie wissen genau, dass Ihnen nichts anderes übrigbleibt, als sich mit dem Chaos zu arrangieren.

Warum erzähle ich Ihnen das? Ich habe mich immer gefragt, wie man so viel Stress aushalten kann, um nur von einer Straßenseite auf die andere zu kommen. Und das unter dem Lärm, dem Hupen, dem Gestank, den Hunderte von Fahrzeugen produzieren.

Ich kann mir das so erklären, dass diese Menschen eine bestimmte körperliche und seelische Konstitution brauchen, um damit umzugehen. Und da sind wir schon bei unserem ersten Ernährungstipp-Thema, dem Ayurveda.

Hilft vielleicht die ayurvedische Lebensweise bzw. Wissenschaft, den Menschen tagtäglich solche immensen Stressoren wie dieses Verkehrschaos unbeschadet zu überstehen? Das Wort „Ayurveda“ bedeutet übersetzt das Wissen vom Leben, oder die Wissenschaft vom langen Leben.

Ich möchte an dieser Stelle erwähnen, dass indische Verkehrspolizisten vor allem in Großstädten regelmäßig Angebote erhalten, um Entspannungsübungen mit Kollegen zu machen und diese zu lernen. Lachyoga wird auch angeboten, weil es vor allem die Atemwege reinigt und die Lungen stärkt. Kein Wunder, oder? Sie können sich bestimmt auch gut vorstellen, dass die Atemwege und das Nervensystem der Polizisten sehr strapaziert wird. Mir selbst war auch bewusst, wie wichtig es für meine Heilungsphase ist, meinen Körper und mein Herz durch eine gesunde Ernährung zu unterstützen. Das Leben schenkte mir die Möglichkeit, tiefer in die heilsame Kunst der ayurvedischen Küche einzutauchen, als ich auf der Fraueninsel im Chiemsee den berühmten Ayurvedakoch Niki Sabnis kennenlernte, der seit vielen Jahren dort Kochkurse gibt.

Ayurveda – die Wissenschaft vom langen Leben

Als ich vor ca. 20 Jahren eingeladen wurde, um mit Herzpatienten Lachyoga-Therapie auf der Insel zu machen, kam ich zum ersten Mal mit der ayurvedischen Küche in Kontakt. Schon damals beeindruckte mich, wie viel Wert auf die individuelle Konstitution eines einzelnen Menschen gelegt wird. Und besonders bei Krankheiten wird die Ernährung gezielt auf Körper und Geist entsprechend den ayurvedischen Richtlinien abgestimmt. Durch eine liebe Impulsgeberin in meinem privaten Umfeld bekam ich einen hilfreichen Tipp für eine Ayurveda-Therapeutin. Von ihr wollte ich wissen, welche Ernährung und welche Lebensmittel für meine momentan großen Herz -Probleme die hilfreichsten waren. Mich interessierte auch die Sichtweise der ayurvedischen Wissenschaft auf das Herz. An dieser Stelle möchte Ich Ihnen die Grundlagen des Ayurveda aufzeigen, um Sie so neugierig zu machen, dass Sie sich selbst einmal von einer Ayurvedatherapeutin oder einem Ayurvedaarzt beraten lassen. Im Ayurveda gibt es drei Doshas (Konstitutionen), die eine bestimmte körperliche und seelische Verfassung darstellen. Kennt man diese, kann auch ein Laie das eigene Verhalten, den eigenen Stoffwechsel, die Stimmungen und Eigenarten besser verstehen und vor allen Dingen auch verbessern.

Fünf Elemente, drei Doshas

Im Ayurveda bilden die fünf Elemente, Erde, Feuer, Wasser, Raum (Äther) und die Luft die Basis unserer Existenz. Sie bilden die Grundlage unserer Existenz, aber auch die der Tiere und Pflanzen. Der Mensch wird auch als Mikrokosmos der Welt betrachtet und somit ist klar, dass sich alle Elemente der Welt auch im Menschen wiederfinden.

Im Ayurveda geht man von einer gewissen Individualität des Menschen aus, da die verschiedenen Elemente bei der Geburt unterschiedlich stark ausgeprägt sind. Jeder Mensch hat besondere körperliche, mentale und seelische Stärken und Schwächen. Durch die Lebensumstände, Ernährung etc. bewegen wir uns im Laufe unseres Lebens immer mehr von unserer ursprünglichen Konstitution weg. Diese ergibt sich aus den sogenannten drei Doshas Vata, Pitta und Kapha, die sich aus den fünf Elementen Raum, Feuer, Erde, Luft und Wasser zusammensetzen.

Die drei Dosha-Typen

Vata besteht aus den Elementen Luft und Raum. Er gilt als Lebensenergie und reguliert im Körper alle Aktivitäten. Vata ist verantwortlich für die Bewegung, die Atmung und das Nervensystem. Ist Vata ausgeglichen, zeigt es sich in Flexibilität, Leichtigkeit und Kreativität. Befindet es sich um Ungleichgewicht, entsteht Nervosität, Übererregung, Schlaflosigkeit, Blähungen u.v.m.

Pitta wird den Elementen Feuer und Wasser zugeordnet. Es gilt als das Element, dass für Erhitzung verantwortlich ist. In unserem Körper ist es zuständig für die Regulierung aller biochemischen Vorgänge, wie zum Beispiel Stoffwechsel und Verdauung. Befindet sich Pitta im Gleichgewicht, ist unsere Aufnahmebereitschaft für Neues gegeben, Verständnis und Lernen fällt leicht. Ist es in einer Dysbalance kann es Wut auslösen, zu Verdauungsstörungen und Entzündungen führen.

Kapha besteht aus den Elementen Erde und Wasser. Es repräsentiert die formende Energie. In unserem Körper ist es für den Aufbau der festen Strukturen verantwortlich, aber auch für Stabilität und Gelenkigkeit. Ein ausgeglichenes Kapha-Element sorgt für Ruhe, Stabilität und Liebe. Befindet es sich in einer Dysbalance kann es Gier nach sich ziehen, aber auch Erkältungen, Verschleimungen und Fettleibigkeit.

Die Verdauung spielt im Ayurveda eine zentrale Rolle. Das sogenannte Agni, das Verdauungsfeuer sollte gut brennen, damit es zu einem guten Stoffwechsel kommt und nicht zu viele Schlackenstoffe im Körper abgelagert werden. Als Vergleich möchte ich hier ein Rohr anführen. Ist dies sauber, kann alles gut durch das Rohr fließen. Kommt es zu Verstopfungen, weil sich etwas im Rohr abgelagert hat, ist der Fluss gestört.

Bei der Ayurveda-Therapeutin stelle sich ziemlich schnell heraus, dass ich von meiner Grundkonstitution her ein Pitta Typ bin, aber das Vata Dosha im Moment dominant ist. Dies löste bei mir verschiedene körperliche und psychische Störungen aus. Für mich war es sehr spannend zu hören, das Vorhofflimmern und Herzrhythmusstörungen klassische Vata Störungen sind. Die Therapie begann damit, dass ich mich nicht überfordern sollte mit einer neuen Ernährungsumstellung, da ich sowieso genug Medikamente bekam. Ich sollte erst einmal damit beginnen, einen täglichen Sud aus Wasser, Kreuzkümmel und frischen Ingwer zu trinken. Dieser Sud wird 20 Minuten geköchelt und dann in kleinen Schlucken getrunken. Der Sud beruhigt die Verdauung und reinigt den Darm. Darüber hinaus wurde mir empfohlen, mit Ghee (Butterschmalz) zu kochen. Ghee macht das Herz und die Muskulatur weich. Schon nach ca. 2 Wochen merkte ich, dass ich innerlich ruhiger wurde und mein Puls sich langsam um ein paar Schläge beruhigte. Der nächste Schritt bestand darin, gekochte Speisen mit ayurvedischen Gewürzen wie z.B. Kardamom, Kurkuma, Fenchel und Kreuzkümmel zuzubereiten. Rohkost und Obst sollte ich strikt meiden. Das fiel mir nicht leicht, weil sie eigentlich immer zu meinen Lieblingsessen gehörten. Ich sollte auch morgens immer warm essen. Zum Beispiel einen

Haferbrei mit Rosinen. Wichtig war, dass es warm und gewürzt sein sollte. Eine weitere Empfehlung war ein Getränk, dass die Verdauung anregt.

Agni-Trunk

Zur Anregung der Verdauung wird im Ayurveda empfohlen, vor den Hauptmahlzeiten einen Agni-Trunk einzunehmen. Der Gewürz-Cocktail sollte lauwarm 10 Minuten vor dem Essen in kleinen Schlucken getrunken werden. Zutaten pro Person:

60 ml Wasser
1 TL Kreuzkümmelsamen
1 große Scheibe Ingwer
4-5 Pfefferkörner
1 MS Salz
1 MS Vollrohrzucker

Alle Zutaten zusammen mischen und 5-10 Minuten köcheln lassen. Leicht abkühlen und in kleinen Schlucken trinken.

Zum Frühstück empfiehlt sich folgendes Porridge

1 Tasse feiner Getreidebrei (Hafer, Reis, Dinkel oder Gerste)
2 ½ Tassen Wasser
1 MS Salz
Rosinen
1 TL Ghee

Getreidebrei mit kaltem Wasser in einem Topf ansetzen, zum Kochen bringen und 3-5 Minuten unter Rühren köcheln lassen. Je nach Geschmack mit Ahornsirup oder Vollrohrzucker abschmecken.

Porridge ist eines der wichtigsten ayurvedischen Frühstücksrezepte. Es entlastet den Stoffwechsel, bindet Säuren und stärkt den Körper. Zusammen mit gedünstetem Obst ist es ein delikates Frühstück, welches besonders zur kalten Jahreszeit oder bei Stresssituationen äußerst nährend und aufbauend wirkt.

Im Laufe der nächsten Monate gewöhnte ich mich an die Ernährungsumstellung und machte weitere Fortschritte. Durch diese einfachen, aber wirksamen Veränderungen in meiner Ernährung fasste ich weiter Mut und Zuversicht, dass sich meine sehr angespannte Situation weiter verbessern lassen würde. Seit dieser Ernährungsumstellung hat die ayurvedische Küche bzw. Ernährungsweise einen festen Platz in meinem Alltag. Es ist kein Zauberwerk, es in den Alltag zu integrieren. Selbst mir als Mann ist es leichtgefallen.

Wichtig ist, sich damit zu beschäftigen, und sich dabei von einem Profi beraten zu lassen. In Fachkreisen heißt es, Ayurveda ist die kostengünstige Medizin, die es gibt. Ich kann das nur bestätigen. Die Hauptkosten sind ein gut sortiertes Gewürzregal, da Gewürze in dieser Heilernährung die größte Rolle spielen. Maßgebend ist, wann Sie essen, was Sie zu sich nehmen und wie Sie essen.

An dieser Stelle kann ich Ihnen schon einmal verraten, dass meine größte Hoffnung, dass mein Herz wieder stark und rund läuft, sich erfüllt hat. Einen großen Anteil hatte und hat daran der Ayurveda. Da bin ich mir sicher. Deshalb würde ich es Ihnen sehr ans Herz legen, sich damit zu beschäftigen!

Natürlich gibt es auch noch zahlreiche andere Ernährungsformen, die den Körper unterstützen. Bekannt ist zum Beispiel auch seit langem, dass die mediterrane Küche mit viel Gemüse, Obst, Fisch und

Olivenöl eine sehr Herz schonende und unterstützende Kost ist. Auch hier war es mir vergönnt, als Lachyoga-Therapeut mit Herzpatienten auf Kreta mit dabei zu sein und bei einem Kochkurs mitwirken zu dürfen. Die Herzpatienten lernten, die mediterrane Kost in den Alltag zu integrieren. Im Anhang finden Sie Buchtipps.

Strophanthin Herzmittel

Durch meine vielen Recherchen auf der Suche nach Mitteln und Wegen, die mein Herz bei der Heilung unterstützen könnte, stieß ich auf das alt bewährte, leider vergessene bzw. verdrängte natürliche Herzmittel Strophanthin. Ich erinnerte mich, dass mein Großvater in der Endphase seines Lebens eine ziemliche Herzschwäche hatte und sehr schwach war. Es kam dann öfters der Arzt ins Haus und spritze ihm Strophanthin direkt ins Herz. Das half ihm immer sehr gut, sodass er danach wieder mobiler und wacher war. Was meinem Großvater gutgetan hat, kann für mich auch gut sein dachte ich und informierte mich umfangreich über Strophanthin.

Strophanthin ist ein pflanzlicher Wirkstoff, der aus den Strophanthus-Samen gewonnen wird. Die üppig wuchernde Schlingpflanze gedeiht in Afrika und Asien. Die Blüten dieser Pflanze sind wundervoll anzuschauen. Wie verschiedene andere wirkungsvolle Heilmittel wurde es früher als Pfeilgift verwendet.

(Infos über hilfreiche Tipps finden Sie am Ende des Buches)

Wie so häufig, wurde die Wirksamkeit dieses Mittels eher zufällig entdeckt. Während einer Afrika-Expedition des schottischen Botanikers David Livingstone im Jahre 1895 hatte ein Mitreisender aus Versehen seine Zahnbürste mit einer kleinen Menge Strophanthus-Samen verunreinigt. Nach dem Zähneputzen bemerkte er, das seine bestehenden Herzbeschwerden besser wurden. Nachdem David Livingston diese Erkenntnis mit nach England brachte, wurde dort Ende des 19.Jahrhunderts erstmals die Wirkung des Strophanthins wissenschaftlich untersucht. Zwischen 1930 und 1970 entwickelten sich Strophanthin haltige Produkte zu populären Heilmitteln, bei chronischer Herzinsuffizienz, Angina pectoris, koronaren Herzerkrankungen und Prävention des Herzinfarktes. Leider verschwand es dann immer mehr von der Bildfläche, als andere chemische Herzmedikamente den Markt eroberten. Gott sei Dank ist in den letzten Jahren das Interesse wieder etwas gestiegen. Mittlerweile gibt es Hunderte von Ärzten, die Strophanthus empfehlen bzw. verschreiben.

Das Besondere an Strophanthin ist sein Einfluss auf das Nervensystem. Es stärkt den Parasympathikus, jenen Teil des Nervensystems, der für Entspannung zuständig ist und dämpft den Sympathikus, seinen Gegenspieler, der für Anspannung/Erregung zuständig ist. Auch die mit Herz-Kreislauf-Erkrankungen immer verbundene Übersäuerung des Herzmuskels reduziert sich.

Strophanthin ist ein so großartiges Heilmittel, deshalb möchte ich hier noch einige hilfreiche Kernaussagen von Dr. Wieland Debusmann, den Vorsitzenden des Vereins Strophanthus e.V erwähnen. Der Verein bemüht sich darum, dass das alte Wissen um dieses großartige Heilmittel nicht in Vergessenheit gerät. Es unterstützt Interessierte auch besonders dadurch, dass er auf der Homepage Empfehlungen von Ärzten ausschreibt, die über Erfahrung mit Strophanthus verfügen.

Hilfreiche Kernaussagen bezüglich des echten, allopathischen Strophanthins aus dem Samen von Dr. Wieland Debusmann sind:

- Strophanthin trägt immer zur Heilung bei (Parasympathikus).
- Probieren geht über studieren.
- Dosieren bis zur Wohlfühldosis.
- Sie können mit Strophanthin nichts falsch machen.
- Strophanthin ist nicht gefährlicher als eine Tasse Kaffee, auch wenn normale Ärzte oft aus Unwissenheit das Gegenteil behaupten, da sie es mit Digitalis verwechseln. Deshalb kontaktieren Sie bitte ausschließlich Strophanthin erfahrene Ärzte aus meinen Listen.
- Strophanthin ist ergänzungsfähig zu jedem anderen Medikament.
- Es gibt keine Wechselwirkungen
- Fast immer ist es durch Strophanthin möglich, dass die vielen kardiologischen Medikamente reduziert oder ganz weggelassen werden können. (Nach Absprache mit einem Strophanthin-Arzt). Oder aber sie können ersetzt werden durch Naturmittel (z.B. Nattokinase)

Über meine Recherchen bin ich dann auf einen Arzt gestoßen, der Herzproblemfälle alternativ betreut. Dieser Arzt eröffnete mir eine neue Sichtweise auf meinen Herzmuskel. Er fragte mich: „Wer kennt sich mit Muskeln am besten aus?“ Ich antwortete: „Bodybuilder“. „Richtig!“, sagte er. Dann erzählte er mir von einem amerikanischen Kardiologen, der sich mit der Ernährung von Bodybuildern eingehend beschäftigt hatte. Er hatte für seine Patienten, die teilweise schwer am Herzen erkrankt waren, mit großem Erfolg eine Herztherapie entwickelt.

Ich bekam dann einen kleinen Exkurs, was für die Regeneration meiner Herzmuskulatur/meines Herzens sehr förderlich wäre. Natürlich war das auf meine Situation und vor allem meine Blutwerte individuell dann abgestimmt. Aber gerne teile ich mit ihnen dieses Rezept/ Wirkstoffe, die ich für mich erhalten habe, und weiterhin mit Begeisterung verwende.

L-Carnitin

Das L-Carnitin ist eine Aminosäureverbindung, die der Körper zur Energiegewinnung benötigt. L-Carnitin ist insbesondere für die Energiegewinnung aus Fettsäuren zuständig. Es sorgt dafür, dass die langkettigen Fettsäuren in den Mitochondrien, die Kraftwerke der Zellen geschleust werden können, wo sie dann zu Energie verbrannt werden.

Aha !!! dachte ich mir. Energie kann ich wirklich brauchen. Ich fühlte mich zu der Zeit Saft- und kraftlos. Bis dahin hatte ich von diesen Nahrungsergänzungsmittel noch nie etwas gehört. Heute aber bin ich sehr dankbar dafür, dass es Ärzte gibt, die einen solche Empfehlungen/Verschreibungen geben. Ich sage immer gerne, dass ich zusätzliche Herznahrung verschrieben bekommen habe. Mein Herz mag diese Nahrung sehr gerne und hat es mich positiv spüren lassen.

Ribose

Ribose ist ein Zucker mit 5 Kohlenstoff-Atomen (Im Vergleich dazu hat der normale Zucker 6). Ribose ist ein Spezialzucker und wird dadurch ein wichtiger Baustein für die Energieerzeugung in den Körperzellen. Da die Körpereigene Ribose-Herstellung mehrere Stunden in Anspruch nimmt, kommen die Mitochondrien, die Zellkraftwerke unter Druck. Sie können die angeforderte Energie nicht erzeugen. Indem man Ribose einnimmt, werden die Mitochondrien unterstützt.

Ribose hilft besonders bei sehr ausgeprägten Erschöpfungszuständen. Immer dann also, wenn das Fundament für eine ausreichende Bereitstellung von Energie wieder aufgebaut werden muss. Genau das war bei mir der Fall. Ich musste wieder neu aufgebaut werden.

Q 10 (Ubichinon 10)

Q-10 ist eine Substanz, die sowohl vom Körper produziert wird als auch über die Nahrung aufgenommen wird. In jeder menschlichen Zelle kommt es zu einer Umwandlung der Energie aus der Nahrung in körpereigene Energie (ATP). Also sogenanntes Coenzym Q-10 ist an der oxidativen Phosphorylierung beteiligt. Auf diese Weise werden über 95% der gesamten Körperenergie (ATP) erzeugt. Die Organe mit dem höchsten Energiebedarf, wie Herz, Lunge und Leber weisen deshalb auch die höchste Q-10 Konzentration auf.
Auch hier geht es wieder um Energie! Q-10 spielt eine große Rolle bei der Bereitstellung von Energie in den Körperzellen.

Omega-3-Fettsäuren

Diese speziellen Fettsäuren gehören zu den bekannten „mehrfach ungesättigten Fettsäuren“. Unser Körper benötigt sie insbesondere für das Herz und Gehirn, damit sie einwandfrei arbeiten können. Omega-3-Fettsäuren verbessern allgemein den Fettstoffwechsel, unterstützen aber auch besonders die Herzfunktion. Besonders hilfreich sind sie im Fall einer Herzschwäche. Sie tragen zur Normalisierung des Blutdrucks bei und wirken entzündungshemmend und Blutverdünnend.

Bitte bedenken Sie, dass unser Gehirn ebenfalls zu zweidrittel aus

Fettsäuren besteht. Sie sind die Grundbausteine der Membran, der Hülle der Nervenzellen. Über sie findet jegliche Kommunikation zwischen allen Bereichen des Gehirns und dem Körper statt. Was wir essen, wird in dieser Membran aufgenommen und bildet dessen Grundsubstanz. Verzehren wir vor allem **gesättigte Fettsäuren, diese sind bei Zimmertemperatur fest**, dann spiegelt sich dieses Feste und Starre auch in einer Inflexibilität in den Gehirnzellen wider. Essen wir hingegen **mehrfach ungesättigte Fettsäuren, - die bei Raumtemperatur flüssig sind** - sind die Gehirnzellen glatter und geschmeidiger. Das heißt, dass zwischen ihnen die Kommunikation besser läuft. Man könnte sagen, wie geschmiert! Besonders gut läuft es, wenn es sich um Omega-3-Fettsäuren handelt. Es ist wichtig zu wissen, dass unser Körper diese Fettsäuren nicht selbst produzieren kann!

Omega-3-Fettsäuren sind somit ein Segen für das Herz und Gehirn. Deshalb ist es mir auch eine besondere Freude, diese hochwertigen Rohkostöle in der Familie zu produzieren. Wir stellen besonders hochwertiges Leinöl, Hanföl und Walnussöl her. Wertvolle Bezugsadresse am Ende des Buches.

Magnesium

Als leidenschaftlicher Fußballspieler bin ich schon früh mit Magnesium in Kontakt gekommen. Wer hat es noch nicht gehabt, einen Muskelkrampf?! Eine unangenehme Sache! Unser Betreuer hatte immer Magnesiumspray im Notfallkoffer und so war es ganz normal das wir Sportler mit Magnesium vertraut geworden sind.

Von meinem Heilpraktiker habe ich ebenfalls schon sehr früh bei meinen Herzrhythmusstörungen Magnesium verschrieben bekommen. Allerdings gibt es verschiedene Sorten von Magnesium. Für das Herz scheint Magnesiumorotat die beste Wahl zu sein. Zumindest lautet so die Empfehlung verschiedener Fachleute. Für Muskelkrämpfe wende ich das von damals gekannte Magnesiumspray an. Es ist eine wunderbare Hilfe. Deshalb konnte ich mir auch gut vorstellen, das Magnesium den Herzmuskel unterstützen kann. Deshalb nehme ich es täglich. Auch soll es die Blutgefäße entspannen, was sich wiederum positiv auf den Blutdruck auswirkt.

Weißdorn

Meine Großmutter hat 30 Jahre lang Weißdorn eingenommen und ist 100 Jahre alt geworden. Sie hatte mir früher schon immer gesagt, wie wertvoll und gesund Weißdorn für das Herz ist. Auf Spaziergängen gehe ich öfters an Weißdornbüschen vorbei. Ich freue mich immer wieder über sie, weil sie so schön anzuschauen sind mit ihren weißen Blüten und roten Früchten. Selbst moderne Forschungen belegen die kräftigende Wirkung des Weißdorns auf das Herz. Deshalb gehört die Urtinktur aus Weißdorn, die aus Blättern und Blüten gewonnen wird, zu meinem Herznahrungsprogramm.

Weißdorn und Schlehen auf dem Felde,
bereiten Hexen und Geistern ein Ende.
Öffnen das geheime Tor zu Feen und Elfen,
doch auch bei Herzleiden kann der Weißdorn helfen.
Weißdorn du wahre Blütenpracht hast mir schon immer Glück ins Haus gebracht.

\- unbekannt

Vitamin B-Komplex

Als meine Eltern alt waren, kam ihr Hausarzt oft zu einem Heimbesuch und spritzte ihnen einen Vitamin B Komplex. Immer dann, wenn meine Eltern sich schwach fühlten, gönnten sie sich eine solche Kur. Ich konnte mich immer wieder selbst danach überzeugen, dass sie sich danach fitter fühlten, mobiler waren und nicht mehr so viel Schlaf benötigten. Ich selbst hatte auch noch keine Berührung mit Vitamin B. Der Arzt legte es mir aufgrund meiner Blutwerte ans Herz, sie zumindest eine Zeitlang zu mir zu nehmen.

Vitamin D

Last but not least durfte ich eine Broschüre über Vitamin D in der Rehaklinik lesen, in der beschrieben wurde, das Vitamin D Mangel u.a. das Entstehen von Bluthochdruck und in der Folge Herzrhythmusstörungen und Herzschwäche fördert. Eine ausreichende Versorgung von Vitamin D wurde mir ans Herzen gelegt. Genauso der Rat, mich so häufig wie möglich im Freien aufzuhalten.

Vielleicht werden Sie jetzt nachzählen und denken, dass es 9 verschiedene natürliche Ergänzungsmittel sind. Oh je! 9 Stück!! Glauben Sie mir das habe ich auch gedacht! Als ich diese Liste bekommen hatte, war ich im ersten Moment entsetzt und fragte mich, wann und wie ich das alles machen soll?! Der nächste Gedanke war, dass mein Tag jetzt nur noch daraus bestehen würde, mir meine Tätigkeiten danach einzuteilen, was ich wann nehme sollte. Stress pur!!! war der nächste Gedanke. Die Folge: Ich sträubte mich innerlich die ersten Tage sehr vehement dagegen. Mein Leidensdruck war jedoch so groß, dass eine innere, kluge Stimme mir riet: „Du kannst es ja mal ausprobieren und jederzeit wieder aufhören!“ Vielleicht hilft es mir wirklich, sagte ich mir dann. Um mir das Ganze etwas leichter zu machen, nannte ich es meine Herznahrung die Magische 9. Ich kann es Ihnen sagen, dass bereits nach etwas mehr als einer Woche mein körperliches Schwächegefühl, meine Müdigkeit, mein hoher Puls sowie mein niedriger Blutdruck besser wurde. Im Laufe der nächsten Monate merkte ich, dass meine Rhythmusstörungen weniger wurden. Das motivierte mich, dranzubleiben.

Ich machte es zu einem morgendlichen und abendlichen Ritual, meine Magische 9 zu mir zu nehmen. Da ich alle 3 Monate zur Nachsorgeuntersuchung ging, bestätigten meine Blutwerte, das EKG und der Ultraschall, dass ich gute Fortschritte der Regeneration machte. Die Aussichten waren am Anfang nicht gerade rosig gewesen. Es war fraglich, ob meine Herzschwäche, die Rhythmusstörungen und das Vorhofflimmern wieder ins Lot kommen würden. Dass das Vorhofflimmern wieder ganz weggehen würde, schloss der Kardiologe nach seiner Erfahrung aus. Vielmehr empfahl man mir, die Möglichkeit eines Herzschrittmachers in Betracht zu ziehen. Der sollte alles harmonisieren. Für mich kam ein erneuter Eingriff allerdings nicht in Frage. Umso mehr freute ich mich, dass ich so wunderbare Fortschritte machte.

Noch heute gehört die magische 9 zu den Mitteln, die ich gerne verwende, wenn ich das Gefühl habe, meinen Körper etwas unterstützen zu wollen.

Am Ende dieses kleinen Kapitels über Ernährung möchte ich noch darauf hinweisen, wie wichtig frische, selbst zubereitete abwechslungsreiche Kost für die Unterstützung unseres Körpers, Geist und Seele ist. Wir sind, was wir essen. Dieses alte Sprichwort gilt, besonders wenn der Körper im Ungleichgewicht ist.

Besonders gut tut mir auch heute noch das Intervall fasten. Es ist einfach! Hierbei wird innerhalb von 8 Stunden gegessen. Am besten in drei

Mahlzeiten. Dann wird 16 Stunden nichts gegessen. Da ich so viel Gutes von diesem Intervallfasten gehört habe, und spüre, wie dankbar der Körper ist wenn er auch mal länger Pause hat, gehört es zu meinem Alltag. Jedoch habe ich es auf mich zugeschnitten und esse am Tag innerhalb 10 Stunden 3 Malzeiten und faste dann 14 Stunden. Es gibt aber auch Tage, da halte ich es nicht durch. Und auch das ist in Ordnung.

Ich hoffe dieser kleine Einblick bezüglich der Ernährung hat Sie inspiriert und Sie haben Lust bekommen, dass ein oder andere für sich auszuprobieren. In dieser für mich sehr herausfordernden Zeit war mir klar, dass die Ernährung nur ein Baustein meines neuen Verhaltens für meine Heilung sein konnte. Ich suchte weitere Möglichkeiten und Bausteine, um mich, den Körper und Geist entspannen zu können, denn innerlich lief es zwar besser, aber immer noch unrund.

Es fühlt sich so an, als hätten Sie am Fahrrad einen Achter. Da wackelt dann auch das ganze Fahrrad. Am schlimmsten war es, wenn ich im Bett lag und alles still war. Nur in mir lief es unrund und das spürte ich im ganzen Körper. Zum Glück bekomme ich in meinem Leben immer wieder zur richtigen Zeit die richtigen Tipps. So stieß ich über eine Empfehlung auf ein großartiges Buch in dem berichtet wurde, dass Klangtherapie eine wunderbare Möglichkeit ist, damit sich der Körper wieder daran erinnert, wie sich Entspannung anfühlt. Bevor wir auf die Klangtherapie eingehen, möchte ich es aber nicht versäumen noch kurz auf die wunderbare Wirkung homöopathischer Mittel einzugehen.

Essenz: Unser Herz ist überaus dankbar für aufbauende Naturstoffe und gibt dafür Wohlbefinden, einen guten Rhythmus, und ein Gefühl des Glücks zurück.

Homöopathie

In den letzten drei Jahren vor meiner schweren Herz-OP habe ich aufgrund von der Pandemie kein Seminar und Vorträge als Lach- und Humortrainer mehr gegeben. Wie sollte das auch gehen, denn zum Lachen sollte kein Stoff vor dem Mund vorhanden sein.

In dieser Zeit blieb ich nicht untätig und wandte mich der Homöopathie zu, die mich schon immer sehr interessierte, weil meine Mutter diese auch bei mir und meinen Geschwistern angewendet hatte. Ich wollte darüber unbedingt mehr Wissen erlangen und machte eine 2-jährige Fernausbildung bei der deutschen Heilpraktiker Schule.

In dieser Zeit wurde mein gesamtes Weltbild über Heilung auf den Kopf gestellt. Es ist schon erstaunlich, was die alten und neuen Meister der Homöopathie leisten und geleistet haben. Ich machte die Ausbildung aber in erster Linie auch deshalb, um mir selbst besser helfen zu können. Besonders die angespannte Lage mit meinen Eltern machte mir zu jener Zeit sehr zu schaffen. Homöopathie kann man für akute Symptome wie z. B. Kopfschmerzen, aber auch für konstitutionelle Symptome wie Ängste oder Depressionen anwenden.

In der Ausbildung lernte ich zum Beispiel ein Operationskit kennen, indem sich Arnica, Hyperikum und Staphisagria für verschiedene Verletzungen der Operation, wie z.B. Schnittwunden und Nervenverletzungen befand. Diese Mittel wendete ich für mich selbst gleich vor und nach der OP an. Ich bin mir sicher, dass diese meine Heilung, vor allem für die große Schnittwunde sehr unterstützt haben. Auch das Konstitutionsmittel Calcium Carbonicum hat mir geholfen, meine Ängste nicht ganz so übermächtig werden zu lassen.

Es hat auch immer wieder zu mehr Ausgeglichenheit und tieferer Entspannung beigetragen. Calcium Carbonicum wird in der Materia Medica (hier sind die Mittel im Detail nach der Prüfung beschrieben) zum Beispiel bei siebzehn verschiedenen Ausprägungen von Angst eingesetzt. Bekannte Herzmittel sind vor allem Crataegus, Strophanthus und Digitalis, die es auch als Komplexmittel gibt und zur Regenerierung der Herz-Kreislauffunktion helfen können. Da die Psyche, die Seele unmittelbar mit dem Herz kommuniziert und andersrum, gilt es natürlich auch die Psyche zu unterstützen. Mittel wie Aurum, Natrium Muraticum, Ignatia und viele andere homöopathische Mittel helfen dabei, seelisch wieder ins Gleichgewicht zu kommen. Zu erwähnen sei, dass es all die wunderbaren Pflanzen, die Herz und Seele unterstützen, auch als Tinkturen gibt. Beispielweise Baldrian, Melisse, Hopfen und Passionsblumentinktur helfen bei Anspannung, Nervosität und Schlafstörungen.

Ich persönlich spüre die Wirkung schnell, jedoch muss das nicht bei jedem zutreffen. Da ich über etwas Erfahrung durch die Ausbildung und den regelmäßigen Kontakt zu unserer Tutorin hatte, konnte ich getrost diese Mittel verwenden. Wer keine Erfahrung damit hat, soll bitte unbedingt Schulmediziner oder Heilpraktiker aufsuchen, die über genügend Erfahrung verfügen, um sich eingehend beraten zu lassen. Für Notfälle gibt es aber wunderbare homöopathische Notfallapotheken und die entsprechende Lektüre dazu. (siehe unter Hilfreiche Literatur)

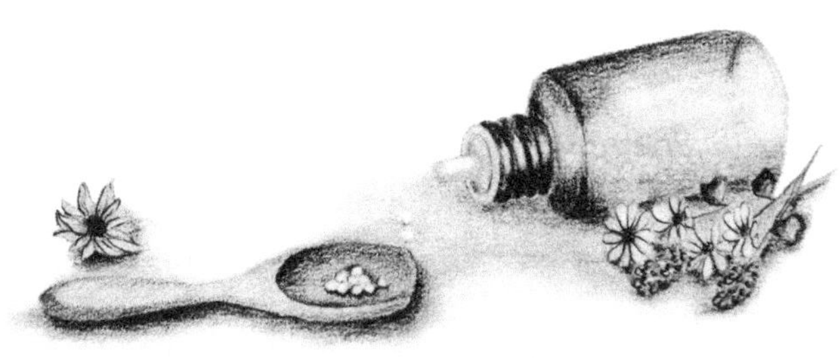

Es gibt auch eine Studie einer Krankenkasse, die belegt, dass Patienten die zusätzlichen homöopathischen Verschreibungen vom Arzt oder Heilpraktiker bekommen haben, schneller genesen und nicht so lange krankgeschrieben werden müssen. Sehr interessant was meinen Sie? Das gibt zu denken und macht deutlich, dass es sich lohnt, sich mit dem Thema Homöopathie intensiver zu beschäftigen.

In diesem Zusammenhang finde ich sehr interessant, was Dr. Reinhard Friedl in seinem Buch: „Der Takt des Lebens" beschrieben hat. Er berichtet von einer Frau, die Vorhofflimmern hatte die wahrscheinlich durch private Probleme ausgelöst worden waren. Sie wurde schulmedizinisch betreut, was leider keinen Erfolg brachte. Dann wurde sie von einer Allgemeinärztin betreut, die flankierend mit der Homöopathie arbeitete. Sie nahm sich der Frau an und behandelte sie homöopathisch. In diesem Kontext wurde auch erwähnt, das das Risiko Vorhofflimmern zu bekommen, bei depressiven Menschen bis zu 30 Prozent höher liegt. Die Hausärztin war sich sehr sicher, dass sie der Patientin durch die homöopathischen Behandlungen heilen könnte und sagte zu Dr. Friedl, dass er dieses Herz nicht operieren müsste. Die Ärztin sagte „Watt heilt, hat Recht". Dr. Friedl schrieb in seinem Buch: „Vier Monate später erfuhr ich, dass Kordulas Rhythmusstörungen verschwunden waren. Neugierig rief ich Frau Dr. Herbst an und erkundigte mich nach dem Namen des verordneten homöopathischen Mittels. Es war ein Mineralsalz in einer Hochpotenz, also ein stark verdünnten, doch durch vielfaches Schütteln potenzierten Form. In der Homöopathie geht man davon aus, dass die gelöste Materie in eine immaterielle, energetische Information übergeht.

Für viele Menschen ist das nicht nachvollziehbar. Mir fällt in dieser Glaubensfrage immer ein Professor für experimentelle Chirurgie ein, der mir in meinem letzten Studienjahr Folgendes mit auf den Weg gab: Sie können kein guter Chirurg sein, wenn Sie das Wesen von Materie

nicht verstanden haben. In ihrem Innersten ist Materie Energie, und beide können ineinander übergehen. Wenn ein Chirurg, der Sie eines Tages sein wollen, ein Chirurg, dem Patienten ihren Körper anvertrauen, das nicht begriffen haben, dann hat er auch das Wesen von Wunden und Heilung nicht verstanden."
Mit dieser Textstelle ist alles gesagt!

Essenz: Homöopathie, ein Geschenk der Schöpfung, um die eigenen Heilenergien zu aktivieren.

Jetzt möchte ich Ihnen eine Methode vorstellen, die es möglich macht, unsere ca. 80 Billionen Zellen wieder in heilsame Schwingungen versetzen zu können.

Klangtherapie

Beginnen möchte ich dieses Kapitel mit einer kleinen Geschichte, die mich nachhaltig geprägt hat. Als ich als Trainer und Therapeut tätig war, arbeitete ich oft mit Krebskranken Menschen und hatte so Kontakt zu mehreren Einrichtungen die Krebskranke betreuten. Ich arbeitete auch mit einer Alternativen Krebsklinik zusammen, die unter anderem Klangtherapie anbot. Ich war sehr neugierig, wie das funktionieren sollte. Eine Mitarbeiterin der Klinik zeigte mir den Raum, in dem die Klangtherapie durchgeführt wurde. Ich war erstaunt, als ich eine wunderschöne Holzliege sah. Des Weiteren stand hier ein Holzgestell, das mit vielen Stahlseiten bespannt war, so wie es bei einer Gitarre der Fall ist. Dieses Instrument heißt Monochord. Der Patient legt sich auf die Liege und das Gestell wird über oder unter der Liege aufgestellt und gespielt. Auch gibt es Monochords, die auf den Körper gelegt werden. Ich freute mich sehr, dass ich mich für eine kleine Klangdusche auf die Liege legen konnte.

Es war ein großartiges Erlebnis. Der Körper wird durch den Klang im Ohr und die Vibration am ganzen Körper in tiefe Entspannung versetzt. Ich konnte spüren, wie ich tief in meinem Innersten berührt wurde. Durch die Schwingungen sollen die Selbstheilungskräfte mobilisiert werden. In diesen fünf Minuten, in denen ich auf der Liege ruhte, durfte ich eine kleine Kostprobe davon bekommen, wie tief die heilsame Wirkung des Klangs ist. Ich konnte mir zweifelsfrei vorstellen, dass bei regelmäßiger Anwendung bei schwerkranken Menschen die Klangtherapie eine gute Möglichkeit der Heilungsunterstützung sein kann.

Diese Erfahrung damals war meine erste Berührung mit der Klangtherapie. Da ich mehr praktisch als theoretisch veranlagt bin, erkundigte ich mich gleich, wo es Profis zu diesem Thema gibt. Ich wurde schnell über das Internet fündig und fand ein passendes Angebot, durch das ich die Anwendung einer Klangmassage mit meiner Lebenspartnerin kennenlernen konnte.

Es war ein Wochenendseminar, in dem ich sehr ausführlich die Vermittlung der Grundlagen im theoretischen Bereich als auch die praktische Anwendung der Klangmassage bekam. Jeder konnte sich mit einem anderen Teilnehmer/in zusammentun und die Theorie gleich in die Praxis umsetzen. Es war ein wunderbares Seminar. Ich hatte mich in all den Monaten zuvor nicht ansatzweise so entspannt und fröhlich gefühlt wie nach diesen beiden Tagen. Auch die nächsten Tage nach dem Seminar fühlte ich mich wie in eine andere Welt versetzt.

Bei einer Klangmassage handelt es sich – wie der Name bereits verrät - um eine Massage mit Klang. Der Klang wird durch Klangschalen erzeugt, die man auf oder neben den Körper stellen kann. Diese Klangschalen werden dann mit der Hand und einem Schlegel aus Holz mit Filz angeschlagen und fangen an zu schwingen.

Haben Sie schon mal gesehen, wenn eine Klangschale mit Wasser gefüllt, angeschlagen wird? Dieses Experiment wurde in dem Seminar gleich am Anfang gemacht. Eine Klangschale wird mit Wasser gefüllt und mit einem Schlegel am oberen Rand angeschlagen.

Besonders spannend fand ich hier, dass therapeutische Klangschalen hauptsächlich aus Bronze bestehen, welches zusätzlich mit anderen Metallen angereichert wird. Wenn Sie einen Stein ins Wasser werfen, können Sie sehen, wie die Wellen sich konzentrisch ausbreiten. Genauso erzeugt die Schwingung der Klangschale Wellen im Wasser, die sich ausbreiten. Die Vibration und der Klang erzeugen Wellen, die sich ausbreiten.

Da unser Körper zum größten Teil, etwa 80 % aus Wasser besteht, kann man sich gut vorstellen, dass diese durch Klang erzeugten Wellen sich im ganzen Körper ausbreiten können. Gibt es in bestimmten Körperteilen Blockaden, können diese durch die Wellen im Laufe der Zeit gelockert und aufgelöst werden. Diese Theorie steht hinter der Arbeit mit den therapeutischen Klangschalen.

Die Schwingungsfrequenzen der unterschiedlichen Klangschalen wirken auf die verschiedenen Körperteile und Organe. Es scheint so, als würde sich der Körper die Schwingung nehmen, die er gerade für die Heilung braucht. Die Klangschwingung einer Klangschale wird über die Haut wahrgenommen.

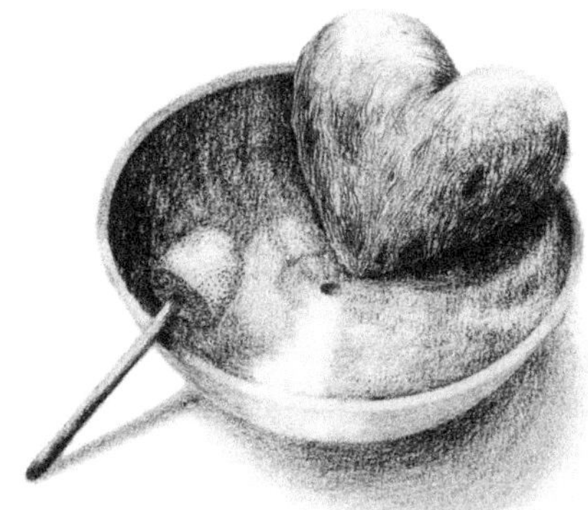

Dieser mechanische Reiz wird in elektrische Impulse umgewandelt und über die Haut- und Spinalnerven an das Gehirn weitergegeben. Man kann sich das wie eine Landkarte vorstellen, auf der verschiedene Bereiche auf verschiedene Schwingungen ansprechen. Dadurch kann man gezielt auf verschiedene Körperregionen einwirken. So gibt es zum Beispiel eine Herzschale, Beckenschale und Universalschale für die Herzregion, Beckenregion und andere Körperregionen bestimmt. Da es bei mir vor allem um die Herzregion geht, war ich sehr auf die Klangmassage mit der Herzschale gespannt.

Ich bekam von meiner Lebenspartnerin eine Klangmassage mit der Herzschale die ca. 20 Minuten dauerte. Ich kann nicht viel über den Verlauf sagen. Ich bin eingeschlafen. Aber als ich aufwachte, war ich sehr entspannt und munter. Für mich war das eine besondere Erfahrung, weil ich durch die körperliche Unruhe schlecht ein- und durchschlafen konnte. Die Herzklangmassage überzeugte mich somit sehr schnell von der tiefen Wirkung der Klangschalen. Auch weitere theoretische und praktische Übungen wirkten so tief und entspannend auf mich, dass wir uns sofort entschieden, eine Klangschale zu kaufen und regelmäßig damit Erfahrungen zu sammeln.

Bis heute gebe ich mir selbst fast jeden Abend eine Klangmassage, die mindestens zwanzig Minuten dauert. Danach bin ich jedes Mal tief entspannt. Ich glaube fest daran, dass mein Herz darauf wunderbar reagiert. Durch die sanften Klänge erinnert es sich daran, wie sich Entspannung anfühlt. Verlieren wir den Zugang zu unserem Herzen, weil wir so gestresst sind, uns Sorgen machen, kommt es auch gleichzeitig zu einem Verlust der eigenen Schwingungs- und Resonanzfähigkeit. Wir geraten in eine Disharmonie und werden krank. Die Folge davon können Herzrhythmusstörungen sein. (Klangschalen - für Gesundheit und innere Harmonie, Südwest Verlag, 2007, S.33) Bei Stress, Sorgen oder Zweifel ist auch jedes Mal das vegetative Nervensystem beteiligt. Das muss harmonisiert und beruhigt werden. Hier kann eine Klangschalentherapie sehr hilfreich sein. Durch den Klang kann der Körper dann wieder eine tiefe Erfahrung von Harmonie machen.

Probieren Sie es selbst einmal aus. Haben Sie viel Spaß dabei. Es ist eine Bereicherung, sich diesen wunderbaren Klängen auszusetzen.

Essenz: Alles in uns klingt und schwingt. Die Frage ist: Auf welche Frequenz stellen wir uns ein? Heilende oder krank machende? Beides ist da!

Bewegungstraining - Einfach tun!

Die gute Nachricht gleich am Anfang. Viele Studien belegen, dass man wirklich nicht viel Körpertraining betreiben muss, um gesund zu sein.. Gesundheit ist ein Begriff, der sich auf unseren Allgemeinzustand bezieht. Die Weltgesundheitsorganisation definiert Gesundheit als einen Zustand vollständigen physischen, mentalen und sozialen Wohlbefinden und nicht einfach nur als die Abwesenheit von Krankheit oder Gebrechlichkeit.

Ich möchte deshalb auch alle Bereiche in diesem Buch abdecken: die physische, geistige und seelische Gesundheit, die sich natürlich dann auch in unserem Herz widerspiegelt.

Im Hinblick auf unser Herz bezieht sich der Begriff „Gesundheit" darauf, „wie weit unsere Koronararterien frei sind von Ablagerungen und wie gut unser Herz durchblutet ist.", so Dr. Dean Ornish in seinem Bestseller „Revolution in der Herztherapie". Er schreibt weiter: „Gemäßigtes Körpertraining reicht offensichtlich aus, um Ihre Gesundheit wiederherzustellen und zu erhalten. Dreißig Minuten Spaziergehen pro Tag, in zügigem Tempo oder ähnliche Aktivitäten. Oder dreimal pro Woche ein einstündiger Spaziergang." Ich möchte hier nicht das ganze Buch zitieren. Es hat insgesamt 496 Seiten und ist wirklich ein Bestseller. Was ich mir aber besonders zum Thema Bewegungstraining gemerkt habe und in mein Leben integriert habe, ist, der Satz: **„Wenn Sie mehr Körpertraining betreiben wollen, tun Sie es weil es Ihnen Spaß macht, und nicht, weil Sie dadurch ihr Leben zu verlängern hoffen."** [2] Weiter schreibt er. Der effektivste Weg Körpertraining zu praktizieren ist, es zu einem festen Bestandteil ihres Tagesablaufes zu machen."Genau das habe ich mir zu Herzen genommen. Wenn Sie kaum leistungsfähig sind und Ihnen schwindlig ist, Sie müde und schwach sind, so wie ich es damals war, ist das aus meiner Sicht die einzige Möglichkeit, wieder Freude an der Bewegung zu finden.

Da ich schon immer ein Ziel gerichteter Mensch war, mache ich, was mir Spaß macht, und integriere es in den Tagesablauf. Ich kaufte mir ein Fahrrad für zuhause, weil ich so auch an solchen Tagen Rad fahren konnte, wenn es regnete. Darüber hinaus schuf ich mir eine Teststrecke im Wald und in dem Treppenhaus meines Wohngebäudes und nahm mir vor, jede Woche etwas mehr zu schaffen. Ich begann mit 5 Minuten Radeln jeden Tag. Immer dann, wann ich Lust hatte. Ich zählte jeden Tag die Treppenstufen, die ich schon an einem Stück gehen konnte. Auch ging ich regelmäßig in den Wald und suchte mir einen 2 Kilometer langen Rundkurs, den ich versuchte, zügig zu gehen.

Dazu machte ich noch leichte Dehnübungen, die ich vom Yoga her kannte. Alles das machte mir Spaß. Vor allem deshalb, weil ich mir kleine Ziele gesteckt hatte und mich an kleinen Erfolgen freuen konnte. Es ist ein wunderbarer Weg für jeden Menschen, etwas für seinen Körper zu tun. Bewegung kann Heilung in Gang setzen.

Ich kann mich an eine Heilerin erinnern, die ich im Zuge einer Gesundheitswoche kennengelernt hatte. Sie sagte: „Wenn du krank bist, dann laufe wenn du laufen kannst. Wenn du nur gehen kannst, dann gehe. Und wenn du nur kriechen kannst, dann krieche. Aber bewege dich!"Diese Aussage habe ich nie vergessen.

Der Mediziner, der mir die „Magischen 9" ans Herz gelegt hatte, sagte zu mir: „Die Zahlen und Kurven (EKG) bezüglich deiner Leistungsfähigkeit sind nicht so wichtig. Das Wichtigste ist, wie du dich fühlst, wenn du Bewegungstraining machst. Tue einfach das, was dir so richtig Spaß macht und dazu führt, dass du dich wohlfühlst. Und das tue einfach regelmäßig!"

Essenz: Alles bewegt sich! Wir am besten auch!

Schlafen

Viele Bücher über Herztherapien waren die letzten Monate eine wichtige Lektüre für mich, um Mut zu sammeln. Alternativen kennenzulernen, bestehende Therapien mit Medikamenten, die mir verschrieben worden sind, nachvollziehen zu können oder meinem Herzmuskel aus verschiedenen Blickwinkeln zu erkunden. Was mir gefehlt hat bei allen Ratgebern, die ich gelesen habe, war das Thema „Schlaf". Wie soll ich gesund werden, in die Heilung kommen, wenn ich nicht schlafen kann? Ich habe im Krankenhaus und in der Rehaklinik unzählige Menschen kennengelernt, die vor allem Probleme mit dem Schlaf hatten. Ich gehörte auch dazu. Die meisten probierten verschiedene Schlafmittel aus, die kurzfristig halfen, aber keiner war mit dem Ergebnis zufrieden. Jeder spürte, dass Schlafmittel auch nicht die Lösung sind.

Wir alle wissen, wie schön und erholsam es ist, wenn man ausreichend und entspannt ein- und durchschlafen kann und wie gut es sich anfühlt, ausgeschlafen und gestärkt aufzuwachen. Über Monate ist mir das nicht gelungen. Und dass, obwohl ich viele unterschiedliche Sachen ausprobiert habe.

Ich war verzweifelt, weil ich mich im wahrsten Sinne des Wortes kraft- und saftlos fühle. Es ist sehr erschöpfend, sich immer wieder im Bett herumzuwälzen und nur kurz einzunicken, um sich dann wieder rumzuwälzen. Wenn das Herz dann noch unregelmäßig schlägt und Sie den Puls, wie es bei mir war, im Bauch, im Ohr und in der Brust hören und spüren, ist es doppelt so schwer erholsam zu schlafen. Ehrlich gesagt, war es fast unmöglich.

Bestimmt haben Sie auch schon zahlreiche Tipps ausprobiert, um ihr Schlafproblem zu lösen. Mir hat folgende, einfache Information geholfen, mein Schlafproblem in den Griff zu bekommen.

Ich möchte an dieser Stelle noch einmal betonen, dass es in diesem Buch darum geht, Dinge mit Ihnen zu teilen, die mir persönlich geholfen haben. Es wird und kann sein, dass Ihnen persönlich das ein oder andere vielleicht nicht den gewünschten Erfolg bringt. Doch bin ich davon überzeugt, dass viele Menschen davon profitieren können, was mir geholfen hat. Manchmal reicht es auch schon, wenn uns eine Methode entspannt oder eine Empfehlung uns ein kleines Stückchen weiterbringt auf unserem Weg zu mehr Entspannung und Gelassenheit.

Ich möchte Ihnen Mut machen, dass es sich lohnt, immer wieder zu überprüfen, wie man die eigene Situation verbessern kann. Niemand muss sich damit abfinden, dass eine Krankheit immer nur noch schlechter wird. Auch dann nicht, wenn einem dies gesagt wird oder es heißt, dass man nichts machen kann. Besonders dann, wenn der Leidensdruck hoch ist, sollten wir uns auf den Weg machen und nach Alternativen suchen. Und davon gibt es in meinen Augen wirklich zahlreiche und sehr effektive Möglichkeiten.

Die Organuhr

An dieser Uhr können Sie sehen, welches Organ zu welchem Zeitpunkt am Tag auf Hochtouren läuft und wann nicht. Dieses alte Wissen kommt aus China und der traditionellen Chinesischen Medizin, dem TCM. Auch im Ayurveda gibt es eine Art Organ-Uhr. Hier wird sie als Dosha-Uhr bezeichnet. An der Uhr kann man erkennen, welche Doshas zu welcher Zeit vorherrschend sind, bzw. welche Energien zu welchen Zeiten vorherrschen.

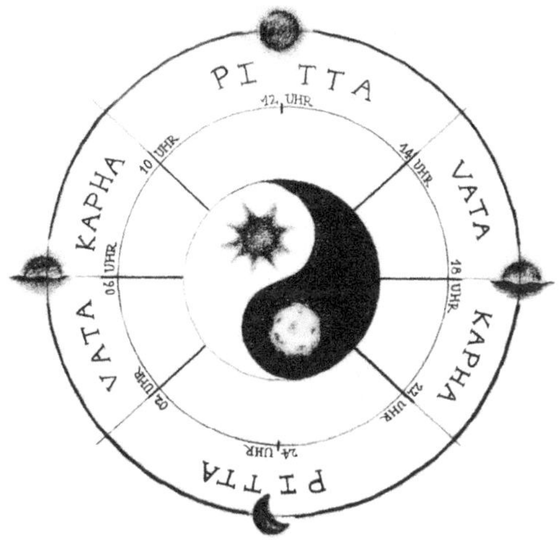

Die **Vata-Zeit** ist zwischen 02:00 - 06:00 Uhr und 14:00 - 18:00 Uhr.
Die **Kapha-Zeit** zwischen 06:00 - 10:00 Uhr und 18:00 - 22:00 Uhr.
Die **Pitta - Zeit** zwischen 10:00 - 14:00 Uhr und 22:00 - 02:00 Uhr.

Wichtig ist es zu wissen, welcher Dosha Typ man in seiner jetzigen Lebenssituation ist. Dazu gibt es wunderbare Bücher, die Ihnen helfen, es durch einen Test selbst rauszufinden. Sie können aber auch die ein oder andere Sitzung bei einem Ayurveda-Therapeuten nehmen, der Ihnen dabei hilft, Ihren Typ herauszufinden. Er kann Sie dann auch bei

Fragen begleiten. Das mache ich bis heute. Erinnern Sie sich noch an den Satz: Ayurveda ist die billigste Medizin. Mein Leben hat sich zum Besseren gewandelt, seitdem ich mich nach der Dosha-Uhr richte. Das gelingt mir nicht immer. Aber das macht nichts, wenn man tendenziell diesem alten Wissen folgt. Hier möchte ich Ihnen in etwa meinen Tagesfahrplan als Anregung in die Hand geben den ich zu meiner schlimmsten Leidenszeit hatte. Die optimalen Zeiten für einen guten Schlaf stelle ich gleich an den Anfang.

22:00 - 06:00 Uhr Pitta/Vata-Zeit: **Schlafenszeit**
Der Körper regeneriert und repariert. Vorher kein Fernsehen/Computer oder Handy

06:00 - 07:00 Uhr Vata-Zeit: Aufwachen: **Dehnübungen**
Der Körper erfrischt über Übungen, die Spaß machen

07:00 - 10:00 Uhr Kapha-Zeit: **Erledigung von Routinearbeiten**
Gesundes Frühstück gemäß Dosha

10:00 - 14:00 Uhr Pitta-Zeit: **Erledigung von schwierigen Aufgaben.**

12:00 - 13:00 Uhr Pitta-Zeit: **Essen der größten Mahlzeit**
Die Verdauung läuft jetzt auf Hochtouren.

14:00 - 18:00 Uhr Vata-Zeit: **Zeit für Bewegung**.
Treffen, Kommunikation, Kreativität.

17:00 - 18:00 Uhr: Übergang Vata-Zeit zu Kapha-Zeit **letzte Mahlzeit am Tag.** Wenn möglich leicht, am besten eine heiße Suppe.

18:00 - 21:00 Uhr Kapha-Zeit: **Herunterfahren**.
Lesen, Spaziergang, den Tag abschließen.

21:00 - 22:00 Uhr: Kapha-Zeit: **Entspannen**.
Auf die Schlafenszeit vorbereiten.

Da ich zu dieser Zeit nicht arbeiten konnte, gelang mir sehr gut, die Tagesplanung einzuhalten. Ich merkte schnell, dass diese klare Struktur mir den nötigen Rahmen gab, um mich besser um mein körperliches, geistiges und seelisches Wohlbefinden zu kümmern. Heute, wo ich wieder arbeiten kann und sich mein Dosha auch verändert hat, lebe ich immer noch nach diesem Tagesablauf, aber nicht mehr ganz so strikt. Was ich aber immer noch versuche einzuhalten, ist die Schlafenszeit. Ab 21 Uhr verzichte ich auch bewusst darauf, irgendwelche Medien zu konsumieren. Um 22 Uhr geht's ab ins Bett.

Diese einfache Vorgehensweise hat mir geholfen, meinen Schlaf deutlich zu verbessern. Dass wiederum hat dazu geführt, dass sich mein Gesamtzustand in eine schöne, positive Richtung entwickelt hat. Wir wissen alle, dass ohne einen guten Schlaf Heilung und ein freudvolles Leben nicht möglich ist. Man quält sich von Nacht zu Nacht. Von Tag zu Tag. Nehmen Sie sich deshalb einfach diesen Tipp zu Herzen. Besonders dann, wenn Sie tatsächlich Schlafprobleme haben.

Viel Freude beim Entdecken.

Essenz: Schlaf ist nicht nur einfach Schlaf. Schenke ich diesem Phänomen der ein Drittel meines Lebens einnimmt, mehr Aufmerksamkeit, mache ich mein Leben reicher! Im guten Schlaf machen unsere Heilkräfte mobil, und reparieren den Körper.

Chiropraktik

Das nächste wichtige Thema, dass ich Ihnen gerne ans Herz legen möchte, bekommt genauso wenig Aufmerksamkeit in Bezug auf Herzprobleme, wie das Schlafen.

Ich habe immer wieder Herzspezialisten vor meiner ersten und zweiten Operation gefragt, ob bei meinen Tachykardien, Herzrhythmusstörungen oder Vorhofflimmern vielleicht ein Zusammenhang mit der Wirbelsäule bestehen könnte. Jedes Mal erhielt ich ein klares Nein! Es hieß: Aus! Schluss! Keine Diskussion!

Auch in den erwähnten Ratgebern, die ich gelesen habe, wird nichts darüber erwähnt. Es gab nur einen kleinen Hinweis darauf, dass möglicherweise ein HWS-Trauma (Halswirbelsäulentrauma) etwas auslösen könnte. Ich persönlich hatte immer schon den Verdacht, dass die Wirbelsäule hier eine mögliche Rolle unter vielen anderen spielen konnte.

Da mir nichts anderes übrigblieb, um meine Situation zu verbessern, forschte ich in alle Richtungen, um vor allem auch diese Möglichkeit ausschließen zu können. Da ich früher unter anderem auf dem Bau gearbeitet hatte und öfters die ein oder andere Verletzung davongetragen hatte, oder ich mich auch beim Fußballspielen immer wieder verletzt hatte, kannte ich das Einrenken durch den Orthopäden. Und da ich durch meine erste Herzoperation vor 20 Jahren die Brust aufgeschnitten bekommen habe, konnte ich mir vorstellen, dass hier etwas im Argen liegt. Nach dem Aufschneiden des Brustkorbes wird derselbe aufgespreizt, damit man überhaupt in der Lage ist, gut am Herzen operieren zu können. Nach einer gelungenen OP wird der Brustkorb vernäht. Die Narbe ist ungefähr 35 cm lang. Drei Monate soll der Körper hier nicht belastet werden. Während dieser Zeit muss man auf dem Rücken schlafen. Nach sechs Monaten darf man den Körper wieder belasten.

Ich wollte nach dieser Zeit auf jeden Fall wissen, ob der aufgedehnte

Brustkorb wieder im Lot ist und nicht irgendwie schief verwächst.

Viele Fußballer haben mir erzählt, dass sie nicht zum Orthopäden gehen, sondern sich lieber vom Chiropraktiker behandeln lassen. Chiropraktik ist eine alternativmedizinische Behandlungsmethode. Sie hat das Ziel, Funktionsstörungen an den Körperteilen zu finden, die der Bewegung und der Stützung des Menschen dienen. Die Wirbelsäule erfährt hier besondere Beachtung. Ich folgte meinem Instinkt, dass auch mir ein Besuch beim Chiropraktiker guttun würde und wollte schauen, wie es meinem Körper diesbezüglich nach der Operation gehen würde.

Bei meinem ersten Termin wurde mir eine Übersichtszeichnung ausgehändigt, in der ich anzeichnen sollte, welche Probleme ich momentan hatte. Und siehe da! Auf dieser Übersichtszeichnung stehen bei der Brustwirbelsäule Th2 unter Symptome: „funktionelle Herzbeschwerden“. Sehen Sie sich gerne diese Übersicht an. Ich habe Sie hier extra miteingefügt, weil ganz viele Störungen aufgelistet sind, die oft nicht in Verbindung mit der Wirbelsäule gebracht werden.

Sie können sich die Wirbelsäule ungefähr so vorstellen: Aus der Wirbelsäule laufen Nerven, vergleichbar mit Stromkabeln, zu den verschiedenen Organen. Wenn die Stromkabel ausgelöst von Kompression durch Blockaden und Versteifungen der Gelenke nicht mehr frei sind und nur ein Teil des Stroms fließen kann, können auch die Organe nicht richtig arbeiten, weil ihnen ein Teil des Stroms fehlt oder es einen Wackelkontakt hat.

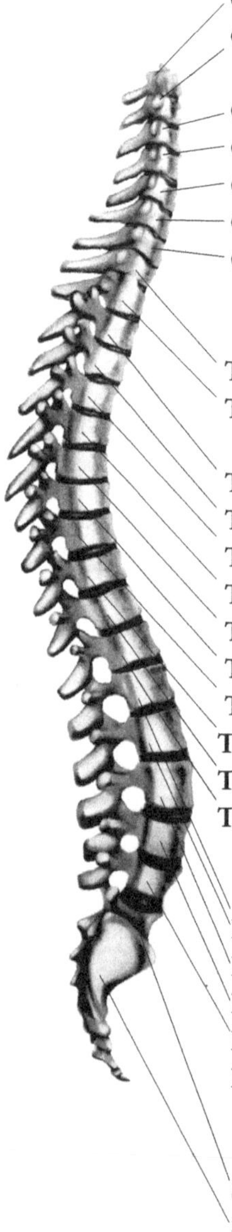

Halswirbelsäule		Symptome
C1	Kopf, Gehirn, Ohren	Kopfschmerzen, Nervosität,
C2	Augen, Stirn, Zunge, Kopfnerven	Schwindel, Schlaflosigkeit Allergien, Nebenhöhlenentz.
C3	Zähne, Mimischer Gesichtsnerv	Neuralgie, Schmerzzustände
C4	Nase, Mund, Ohrtrompete	Heuschnupfen, Schleimhautentz.
C5	Rachen, Stimmbänder	Heiserkeit, Kehlkopfentz.
C6	Nacken, Schultern, Trapezm.	Verspannungen der HWS
C7	Elle, Schilddrüse	Schilddrüsenüber-/unterfunktion
Brustwirbelsäule		
Th1	Luft- und Speiseröhre, Hand	Asthma, Husten, Handschmerzen
Th2	**Herz, Herzkranzkarterien**	**Funktionelle Herzbeschwerden, Brustbeschwerden**
Th3	Bronchien, Rippen, Lungen	Lungen-/Bronchialleiden, Grippe
Th4	Galle	Gallenleiden, Gelbsucht
Th5	Blut, Leber	Leberleiden, Anämie, Gelenkentz.
Th6	Magen	Alle Magenprobleme
Th7	Zwölffingerd., Bauchspeicheld.	Geschwüre, Diabetes
Th8	Zwerchfell, Milz	Abwehr/Allergien
Th9	Nebennieren	Abwehr/Allergien
Th10	Nieren	Müdigkeit, Nierenprobleme
Th11	Harnleiter	Hauterkrankungen
Th12	Blutkreislauf, Dünndarm	Rheuma, Blähungen
Lendenwirbelsäule		
L1	Dickdarm	Durchfall, Verstopfung, Colitis
L2	Bauch, Oberschenkel	Krampfadern, Krämpfe
L3	Unterleib, Knie, Blase	Knie- und Blasenbeschwerden
L4	Ischias, Prostata	Ischias, Hexenschuss
L5	Füße, Unterschenkel	Wadenkrämpfe, geschw. Knöchel
Kreuzbein		
S1	Gesäß, Hüfte	Seitenverbiegung der WS
S2	Steißbein: Enddarm, After	Hämorrhoiden, Jucken, Sitzberschwerden

Es ist vergleichbar mit einem Dimmer einer Lampe. Ist der Dimmer voll aufgedreht, brennt das Licht hell. Wird der Dimmer immer mehr runtergedreht, wird auch das Licht immer dunkler. Deshalb ist es so wichtig, dass die Leitungen zu den Organen frei sind und die elektrischen Impulse fließen können. Nur dann können die Organe gut funktionieren.

Der Besuch beim Chiropraktiker hat sich gelohnt. Es war ein besonderes Erlebnis, welches ich gerne mit Ihnen teilen möchte. Der Zufall brachte mich zu einer 70-jährigen Koryphäe, der den Großteil seines Lebens diese Behandlungsmethode ausübt. Zum einen habe ich selten so viel gelacht, wie bei diesem Mann. Und was natürlich viel wichtiger ist: Mein Bewegungs- und Stützapparat wurden runderneuert.

Das führte dazu, dass meine „Elektrik im Körper“, so bezeichnete er die Nervenbahnen immer, wieder einwandfrei überall Strom hinbringen konnten. Dieser Besuch hat mit Sicherheit auch meine Herzrhythmusstörungen beeinflusst, die innerhalb von drei Monaten fast weg waren und bis heute nur äußerst selten wiedergekommen sind. Und wenn sie sich meldeten, dann immer wieder nur sehr kurz.

Hätte ich schon früher diese Möglichkeit in Erwägung gezogen und mich nicht auf die Aussagen anderer verlassen, könnte es sein, dass meine Herzprobleme einen anderen Lauf genommen hätte.

Essenz: Die Wirbelsäule, Stütze des Lebens braucht Unterstützung. Die Chiropraktik ist ein Unterstützer.

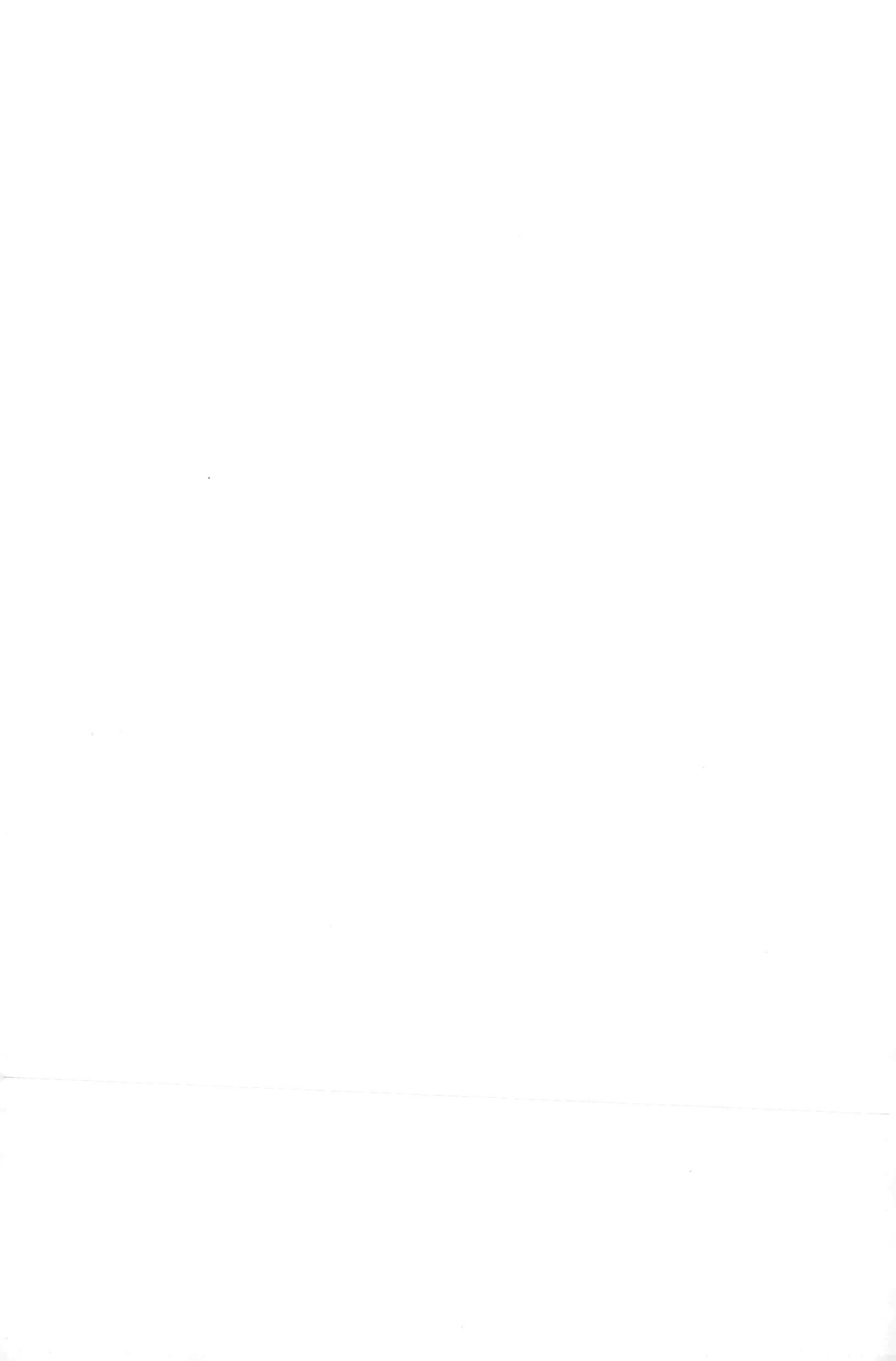

Die geistige Ebene

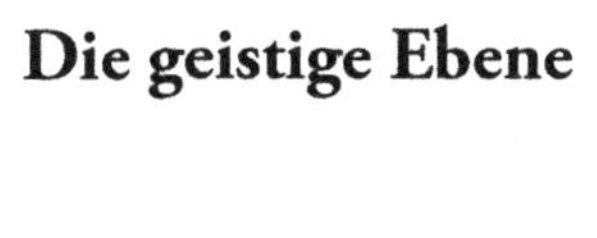

Mit dem eigenen Geist Ressourcen aktivieren

Ich habe bewusst das vorherige Kapitel etwas kurzgehalten. Mir war wichtig, dass ich Ihnen damit nur einen sehr kleinen Überblick vermittelt habe von dem, was mich persönlich unterstützt hat, was mir körperlich sehr gut geholfen hat. Zu diesen Themen finden Sie am Ende des Buches zahlreiche Tipps, falls Sie Ihr Wissen zu den einzelnen Aspekten vertiefen möchten.

Im kommenden Kapitel möchte ich Ihnen meine eigene 20-jährige Erfahrung weitergeben, die mir in meiner bisher schwierigsten Lebensphase Unterstützung und Halt gegeben haben. Das Wort Halt ist im Wort Haltung enthalten. Entscheidend war in dieser schwierigen Zeit, trotz lebensbedrohlicher Ängste eine zuversichtliche Haltung zu bewahren, mich nicht von ihnen lähmen zu lassen, sondern mich trotzdem jeden Tag ein Stück Richtung Heilung zu bewegen.

Eine zuversichtliche Haltung kann man auf verschiedene Art und Weisen tatsächlich trainieren. Ein erster Schritt ist, auf das eigene Leben zurückzuschauen und sich an solche Zeiten zu erinnern, in denen man das Gefühl hatte, dass das Leben nicht weitergeht.

Solche Erinnerungen können deutlich machen, dass wir über viel mehr Ressourcen und Kräfte verfügen, als wir uns zugetraut haben.

In diesem Kapitel möchte ich Sie zu einem kleinen Haltungs- und Humorprofi machen. Vorausgesetzt, Sie wollen das. Lassen Sie uns doch deshalb gleich mit einem meiner Lieblingszitate beginnen, das mich seit 20 Jahren begleitet:

„Jetzt da mein Haus abgebrannt ist,
habe ich eine bessere Sicht auf den aufgehenden Mond.“

- Japanischer Dichter Masahide

Ist dieses Zitat nicht großartig? Es beinhaltet Haltung, Ressourcenorientiertes Denken und eine gute Prise Humor.
Ein weiteres Lieblingszitat stammt von dem Bayern Karl Valentin, der genauso wie ich in München geboren ist. Sie kennen ihn bereits aus den vorherigen Kapiteln.

„Ich freue mich, wenn es regnet,
denn wenn ich mich nicht freue,
regnet es trotzdem „
- Karl Valentin

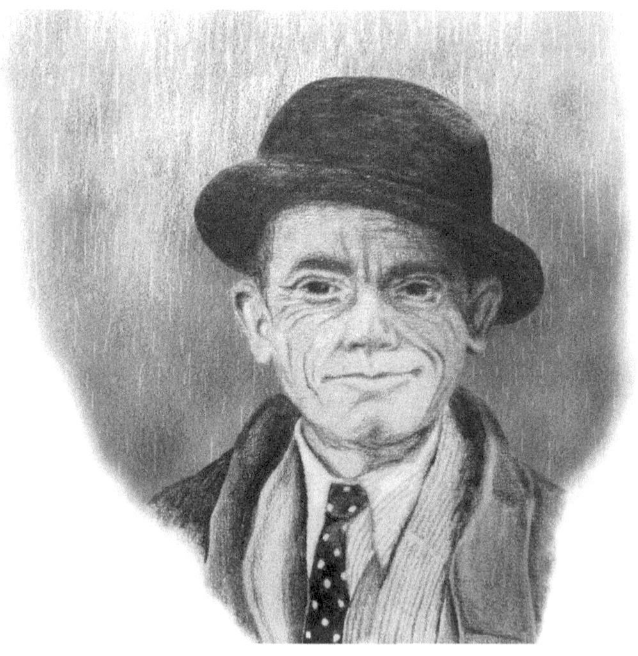

Ist es nicht großartig, wenn man sich die Weisheit zu Nutze macht bzw. übt, weise mit schwierigen Situationen umzugehen!? Ich finde, dass man diese beiden klugen Zitate auf alle Lebensbereiche anwenden kann: die eigene Persönlichkeit, die Familie, den Beruf, die Gesundheit und die Freizeit. Ich glaube fest daran, dass jeder Mensch in der Lage ist, in außergewöhnlichen, überraschenden und schwierigen Lebenslagen solche inneren Kraftquellen anzuzapfen, die normalerweise im Verborgenen liegen. Und die gute Nachricht daran ist, dass es dafür keinen Schicksalsschlag braucht, um das zu realisieren! In uns allen liegt ein riesiges Potenzial. Wir alle besitzen einzigartige Fähigkeiten.

Das konnte ich immer wieder in den 20 Jahren erleben, in denen ich Menschen mit meinen Seminaren begleitet habe. Mir war es möglich, ihnen die eigene Einzigartigkeit näherzubringen und sich in schwierigen Situationen nicht unterkriegen zu lassen.

Nach meiner eigenen Herz-OP war es an der Zeit, mir selbst zu helfen. Das Leben schien mich auf die Probe stellen zu wollen. So als wolle es von mir wissen, ob ich das ganze Wissen, was ich immer wieder in Kursen und Büchern vermittelt hatte, integriert hatte.

Es war keine leichte Übung, die mir das Leben auferlegte. Ich wurde mit so starken Ängsten durch das frisch operierte Herz und die Rhythmusstörungen konfrontiert, dass es mir kaum möglich war, schwierige Gefühle und Gedanken, die mir viel Lebenskraft raubten, schnell, wirksam und nachhaltig zu verändern. Immer wieder wurde ich von tiefen Ängsten überflutet und war ihnen ausgeliefert. Es war mir anfangs nicht möglich, sie in solche Gefühle und Gedanken umzuwandeln, die mir Kraft geben. Später erkannte ich, dass es natürlich auch daran liegt, weil wir Bedingungen und Umstände daran knüpfen. Das heißt: Ich kann mich nur besser fühlen und damit positive Gedanken haben, wenn dies oder jenes so ist wie ich es mir vorstelle. Aber so ist das Leben nicht.

Das kann dazu führen, und ich kenne etliche Menschen, denen das so geht, die sich Tage, Wochen und Monate, ja manchmal Jahre mit schlechten Gefühlen und Gedanken herumschlagen. Viele solcher Menschen habe ich in der Rehaklinik gesehen.

Kennen Sie so etwas auch?

Das war eine rhetorische Frage! Ich bin mir sicher, dass Sie diese Gefühle auch kennen. Die meisten Menschen sind damit vertraut, sich damit rumzuschlagen. Schließlich sind wir so konditioniert worden.

Stellen Sie sich eine schöne Pflanze vor. Zum Beispiel einen wunderschönen Rosenstock. Von diesem Rosenstock wollen Sie gerne einen Ableger machen, weil Ihnen die Rose ganz besonders gefällt. Sie lieben den Duft und sind immer wieder tief berührt, wenn sie vor ihr stehen. Sie entfernen dazu einen kleinen Trieb und stellen ihn ins Wasser, damit er Wurzeln treibt. Sobald die Wurzeln da sind, topfen Sie ihn in Erde und geben Dünger und Wasser dazu. Ist das Wasser gut und der Dünger auch, steht die Pflanze optimal da. Wird sie gut behandelt, wird sie groß, robust und kommt zu ihrer vollen Blüte.

Die Rose ist davon abhängig, dass sie Unterstützung erfährt, um ihr volles Potenzial zu entfalten. Dies ist beim Menschen bis zu einem gewissen Zeitpunkt nicht anders. Erst wenn wir erwachsen sind, können wir uns um uns selbst kümmern. Genau dies ist der Zeitpunkt in unserem Leben, den wir nutzen könnten, um unsere Persönlichkeit zu entfalten. Wir können zu dem Erblühen, was in uns vorhanden ist und nur darauf wartet, sich entfalten zu können.

In der Realität sieht es leider häufig anders aus. Wir fühlen uns wie eine Pflanze, die auf eine gute äußere Pflege angewiesen ist. Und so warten wir auf guten Dünger oder gutes Wasser. Oder wir hoffen – metaphorisch – auf einen schönen Platz, in Form von Menschen, Politik, Gesundheitssystem, Geld, Liebe und Anerkennung. Haben wir das nicht, fühlen wir uns einsam und ungeliebt. Wir haben das Gefühl, dass wir ohne all das nicht erblühen können. Unsere Blüte kann nicht voll aufgehen, weil es ein kleines Problem gibt. Wir alle wollen etwas zurück, wenn wir etwas geben. Und genau hier liegt der Schlüssel für unsere persönliche Entwicklung!

Warum schreibe ich das?

Ich erkannte, dass ich, um meine Situation zu verbessern, mich wieder selbst nähren musste. Ich selbst musste meine innere Kraftquelle, meine inneren Ressourcen, meine Selbstliebe entdecken und aktivieren. Mir war klar, dass dies die einzige Chance sein würde, um wieder wirklich gesund zu werden – und um wieder richtig erblühen zu können.

Zum ersten Mal in meinem Leben wurde mir in der Tiefe bewusst, dass es vor allem darum ging, die Lösung nicht im Außen zu suchen und mich darauf zu verlassen. Ich war aufgefordert, in mir selbst nach Liebe, Mitgefühl und Anerkennung zu suchen. Nur so konnte ich mich selbst nachhaltig heilen.

Ein Zitat von Kurt Tepperwein hat mich diesbezüglich besonders berührt: „Unsere Gedanken sind unsere größten Verbündeten oder unsere größten Feinde." Wenn wir alles täten, wozu wir im Stande sind, um uns selbst zu heilen, würden wir uns selbst in Erstaunen versetzen.

Ich möchte Ihnen Mut machen, besonders dann, wenn Sie sich gerade in Ihrem Leben in einer schwierigen Phase befinden und eine belastende Situation Sie quält.

Treffen Sie vor allem eine Entscheidung: Schließen Sie die Dinge ab, die Ihnen Kraft nehmen, Sie belasten oder Ihnen sogar die Freude am Leben nehmen. Setzen Sie sich neue Ziele. Solche, die Sie begeistern. Schreiben Sie diese Ziele auf und erzählen sie anderen Menschen davon. Trauen Sie sich, wieder zu träumen.

Alles, was Sie auf dieser Welt sehen, wurde erträumt. In der Bibel lautet dieses geistige Gesetz folgendermaßen: Alles, worum ihr betet und bittet – glaubt nur, dass ihr es schon erhalten habt, dann wird es euch zuteil. Das Prinzip der Bibel ist, dass wir uns nur bewusst machen müssen, was wir uns wünschen, und es sich dann vorzustellen, dass es bereits da ist. In unsere heutige Zeit übersetzt, würde ich es als kraftvolles visualisieren bezeichnen. Wie das geht, werden Sie gleich nachlesen und selbst ausprobieren können.

Ich persönlich bin sehr dankbar, dass ich bereits früh in meinem Leben mit dem Visualisieren in Kontakt gekommen bin. Für mich ist es eine wertvolle und ständige, kraftvolle Begleitung. Ich möchte Ihnen auch verraten, was ich, während der für mich so schwierigen Zeit visualisiert habe. Das habe ich immer und immer wieder getan.

Mein Herz schlägt ruhig und regelmäßig.
Mein Herz zieht sich wieder kraftvoll zusammen und dehnt sich auch kraftvoll aus.
Ich kann wieder voller Energie und Kraft drei Stockwerke die Treppen hinauf gehen.
Ich kann wieder meine Lieblingsstrecke mit dem Rad fahren.
Ich schreibe ein Buch über meine Erlebnisse und gebe wieder Vorträge und Seminare.
Mein Herz ist so schön wie eine rote Tulpe und strahlt.
Kraftvolles Visualisieren ist eine der großartigsten Ressourcenübungen, um ihre eigene innere Kraftquelle anzuzapfen. Nutzen Sie diese Fähigkeit.
Im Folgenden möchte ich ihnen die Übung vorstellen:

Kraftvolles Visualisieren

Wir können vor unserem inneren Auge jederzeit selbst Bilder erzeugen. Das Schöne dabei ist, das Bilder starke Gefühle erzeugen und Einfluss auf unseren gesamten Körper haben. Kraftvolle Bilder erwecken stärkende Energie in uns. Problematische Bilder rauben uns unsere Energie. Wie einfach!

Unser geistiges Auge ist in der Lage, sich präzise geistige Bilder vorzustellen und dementsprechende Gefühle zu erzeugen. Deshalb möchte ich mich bei dieser Übung vor allem auf die schnelle und wirksame Veränderung Ihrer Gefühle konzentrieren und Ihnen zwei Möglichkeiten (Bilder) aufzeigen, die es Ihnen ermöglichen, sich jederzeit in einen kraftvollen Zustand zu versetzen. Egal wo sie sind.

Schritt 1: Einen sicheren Platz visualisieren

Setzen Sie sich bequem hin und atmen Sie tief ein und aus. Schließen Sie dann die Augen und stellen Sie sich einen Platz, einen Ort vor, an dem Sie sich besonders sicher fühlen. Diesen Ort kann es tatsächlich geben. Vielleicht ist es ein Haus, ein Strand oder ein Berg. Sollten Sie einen solchen Ort nicht haben, können Sie ihn sich vorstellen. Es kann ein Ort sein, den Sie von Fotos her kennen. Es kann aber auch etwas sein, was in Ihrer Fantasiewelt entsteht. Wirklich! Sie können Ihrer Fantasie freien Lauf lassen. Seien Sie kreativ.

Schritt 2: Körperempfindungen wahrnehmen

Wenn Sie diesen Platz gefunden haben oder ihn erschaffen haben, achten Sie als zweiten Schritt auf das Gefühl, dass Sie beim Anblick dieses Bildes empfinden. Wo genau im Körper nehmen Sie dieses Gefühl wahr? Wie genau fühlt es sich an? Sollten Sie Ihre Augen noch nicht geschlossen haben, dann schließen Sie sie jetzt für ein paar Minuten und stellen Sie sich das Bild so genau wie möglich vor und auch das Gefühl, dass damit einhergeht. Nehmen Sie die positiven, warmen, Trost spendenden Gefühle, die sich oft einstellen, wenn wir einen solchen Ort sehen, mit jeder Zelle Ihres Körpers auf. Und genießen Sie es!

Schritt 3: Gefühl und Bild abspeichern

Setzen Sie sich bequem hin. Atmen Sie tief ein und aus. Schließen Sie Ihre Augen und nehmen Sie ganz bewusst das Bild und die Gefühle wahr, die im Zusammenhang damit auftauchen. Sie können die Gefühle verstärken, indem Sie beide Arme über Kreuz auf die Schultern legen und sich mit den Händen auf die Schultern klopfen. Damit speichern Sie dieses Bild mit dem Gefühl für immer in Ihrem Gehirn und Körper ab. Je öfters Sie das machen, desto schneller reagiert das Gehirn und Körper darauf.

Schritt 4: Wohlfühlplatz visualisieren

Die gleiche Übung können Sie mit Ihrem persönlichen Wohlfühlplatz machen. Wo auf dieser Welt fühlen Sie sich besonders wohl? An welchem Ort geht Ihr Herz so richtig auf?

Wiederholen Sie die Schritte von Übung 1 „Sicheren Platz visualisieren“. Praktizieren Sie diese Übung am besten vier Wochen lang jeden Tag. Diese Technik können Sie zum Beispiel auch im Zug machen, wenn es um Sie herum turbulent ist und Sie sich nach einem Ort sehnen, an dem Sie sich wohlfühlen. Sie können diese Übung auch in der Mittagspause machen. Ich habe diese Übung oft gemacht, wenn ich auf den Arzt gewartet habe. Besonders an solchen Tagen, an denen das Wartezimmer voll war und ich mich nach einem Ort gesehnt hatte, an dem ich ganz allein sein konnte. Sie hat mir aber auch in solchen Nächten geholfen, in denen ich nicht einschlafen konnte. Mein sicherer Platz ist mein Auto. Mein Wohlfühlplatz ist eine Bank vor einer Hütte in den Bergen, wo ich schon oft gesessen bin.

Die Übung ist eine innere Ressourcenübung. Imagination ist das wichtigste, geistige Instrument zur Änderung unserer Realität. Wenn Sie diese Übung schon lange nicht mehr genutzt haben, wird es Zeit, sie wieder zu aktivieren.

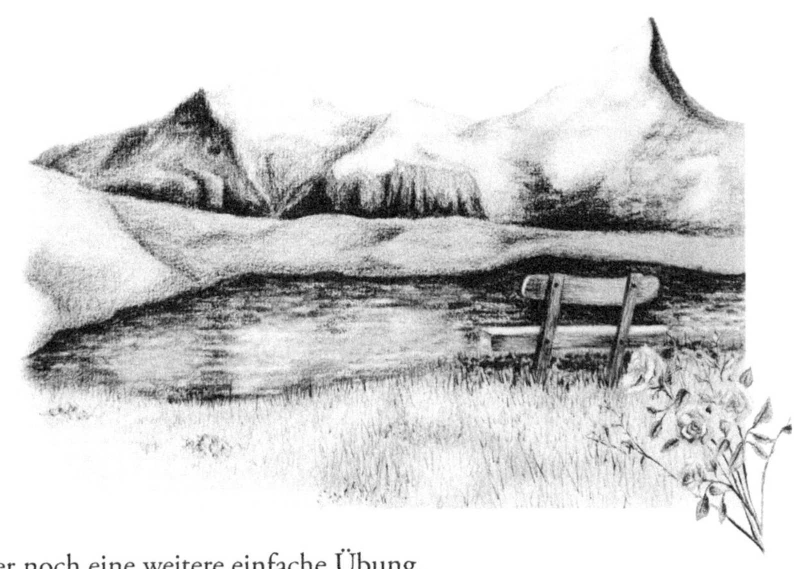

Hier noch eine weitere einfache Übung.

Schließen Sie Ihre Augen, entspannen Sie sich an einem ruhigen Plätzchen und erleben Sie noch einmal den Beginn des heutigen Tages. Das Aufwachen, aufstehen, frühstücken etc. Stellen Sie es sich nicht nur vor, sondern erleben Sie es mit allen Sinnen: Das Geräusch der Dusche, den Geschmack der Zahnpasta, den Geruch des frischen Kaffees, das Rascheln der Zeitung, das Geräusch des Autos beim Anlassen oder die Atmosphäre in der U-Bahn. Lassen Sie Ihren Tag vor dem Schlafengehen noch mal Revue passieren.

An was erinnern Sie sich besonders gut? Wie haben Sie sich in dem Moment gefühlt? Was war besonders schön? Wofür fühlen Sie sich dankbar? Versuchen Sie, sich diese Momente noch einmal mit allen Sinnen zu vergegenwärtigen. Wo genau konnten Sie die Dankbarkeit in Ihrem Körper wahrnehmen? Je genauer Sie das Gefühl in Ihrem Körper erleben und sich an die dazu gehörigen Bilder erinnern, desto besser können Sie dann mit einem guten Gefühl einschlafen.

So trainieren Sie jeden Tag ihre Vorstellungskraft und können sie immer dann nutzen, wenn Sie sich schwach oder antriebslos fühlen. Solch positives Visualisieren wird Sie auch darin unterstützen, leichter einzuschlafen. Mir persönlich hat das sehr geholfen, meine Situation zu verbessern.

„Man hilft den Menschen nicht,
wenn man für sie etwas tut,
was sie selbst tun könnten.“
- Abraham Lincoln

Ich hatte schon angedeutet, wie wichtig es ist, seine inneren Ressourcen zur Selbstheilung zu aktivieren. Damit treffen Sie eine wichtige Entscheidung: Sie entscheiden sich dafür, sich selbst zu stärken.

Wenn Sie sich für sich selbst entscheiden, werden Sie sich selbst nicht mehr länger im Weg stehen. Oder anders ausgedrückt: Sie werden dafür sorgen, dass Sie Ihr ganzes Potential entfalten können, ohne sich dabei zu verbrennen. Das ist aber manchmal leichter gesagt als getan.

Häufig stellen sich unsere Ängste zwischen uns und unser Potential. Sie tauchen immer dann auf, wenn wir unser Potential und unsere Einzigartigkeit leben wollen. Deshalb möchte ich die verschiedenen Ängste etwas genauer unter die Lupe nehmen.

Urangst Eins: (Reserven sammeln)
Kräfte schonen. Überanstrengung meiden.

Urangst Zwei: (Der Tiger ist zu stark)
Gegen einen Stärkeren verliert man. Fehler meiden. Alles richtig machen.

Urangst Drei: (Ich bin allein gegen den Tiger)
Angst vor sozialer Rückweisung.
Und jetzt sind wir wieder bei dem schönen Eingangszitat des japanischen Dichters Masahide.

***„Jetzt da mein Haus abgebrannt ist,
habe ich eine bessere Sicht auf den aufgehenden Mond."***

Wir können unser Leben selbst gestalten, indem wir uns diesen Urängsten stellen. Wie sehen wir das Leben? Mit der Problembrille oder der lösungsorientierten Brille.

Urangst 1: Die Anstrengungen, die ich im Leben unternehme. Sind sie positiver oder negativer Natur?

Die meistens Menschen haben chronischen Stress und sind ständig überfordert. Beim positiven Stress bin ich erschöpft, fühle mich aber wohl und erhole mich schneller. Beim negativen Stress, sogenannten Dysstress stehe ich chronisch unter Anspannung, bzw. bin nicht mehr in der Lage mich zwischen den Anspannungsphasen ausreichend zu erholen. Das schadet dem Körper auf allen Ebenen. Vor allem die hohe Konzentration von Stresshormonen, die dadurch im Blut entsteht, was wiederum den Blutdruck beeinflusst, erhöht das Risiko von Herz-Kreislauferkrankungen aller Art.

Urangst 2: Wie gehe ich mit Menschen um. Sehe ich die Fehler oder die Ressourcen/Fähigkeiten der Menschen. Stelle ich mir vielleicht sogar die Frage: „Was haben andere Menschen davon, dass es mich gibt?"

Urangst 3: Der größte Fehler, den man im Leben machen kann, ist immer Angst zu haben, einen Fehler zu machen. Dietrich Bonhoeffer: Es liegt in unseren eigenen Händen, wie wir unsere Zukunft gestalten. Wir sind unseres Glückes Schmied. Wenn wir uns das immer wieder bewusstmachen, besonders in Krisensituationen, führt uns dies in ein größeres Verständnis über das Leben mit all seinen Herausforderungen. Übrigens wurde das Wort Krise vom Altgriechischen Krises abgeleitet und bedeutet „Wendepunkt".

Essenz: Es gibt einen Punkt im Leben, wo wir selbst entscheiden können, ob wir in die Auf - oder Abwärtsspirale einsteigen wollen. Für die Aufwärtsspirale ist es nie zu spät.

Rituale

Im Kapitel Ressourcen haben Sie das Imaginieren kennengelernt. Für mich persönlich ist es die beste und nachhaltigste Übung, einen Menschen mit seinen Gefühlen in solche Bahnen zu lenken, die ihm geistig und körperlich Kraft und Energie geben.

Die zweite große Fähigkeit, die es zu beherrschen gilt, ist das Steuern unserer Gedanken. Wissenschaftler haben festgestellt, dass wir ca. 80000 Gedanken am Tag denken und davon ca. 70 % negativer Natur sind. Sind Sie sich Ihrer eigenen Gedanken bewusst? Trifft die Aussage der Wissenschaft auch auf Sie zu, dass Ihre Gedanken zum größten Teil negativ sind? Ein weiser Inder hat über die Menschen gesagt: „Wir haben zwar gelernt, mit Messer und Gabel zu essen, um uns nicht zu verletzen. Aber wir haben nie gelernt, mit unserem Geist richtig umzugehen." Deshalb ist es wichtig zu beobachten, ob unsere Gedanken uns steuern oder ob wir unsere Gedanken steuern. Das macht einen himmelweiten Unterschied. Leider haben wir nie gelernt, das Ruder im eigenen Kopf zu übernehmen! Aber hier kommt auch schon die gute Nachricht. So wie wir unsere Vorstellungskraft trainieren können, so können wir auch lernen unsere Gedanken zu steuern. In einer Krise stellt sich meistens heraus, dass unsere angstvollen und schwächenden Gedanken uns überfluten. Meistens lernen wir erst durch solche Krisen, dass wir lernen müssen, Herr oder Herrin im eigenen Kopf zu werden.

Machen wir uns bewusst, wie negativ wir denken, erkennen wir auch irgendwann, dass wir uns selbst gerne ziemlich schlecht wegkommen lassen. Aber nicht nur dass: Auch andere Menschen kommen häufig nicht gut weg, wenn sie uns durch den Kopf gehen. Auch hier kommt eine weitere gute Nachricht: Wir können lernen, respektvoll und achtsam über uns selbst und andere Menschen zu denken.

Dazu müssen wir uns aber als erstes der eigenen Gedanken bewusstwerden. Deshalb stelle ich Ihnen gleich folgende Fragen:

Was und wie denken Sie über sich selbst?
Wie wichtig ist es Ihnen, wie andere über Sie denken?
Denken Sie über sich selbst und andere Menschen so, dass Sie selbst und jeder andere ein wunderbares, einzigartiges Wesen ist?

Denken Sie, dass es an anderen Menschen liegt, wenn es Ihnen nicht gut geht? Glauben Sie, dass andere Menschen schuld sind, wenn es Ihnen nicht gut geht?
Glauben Sie, dass Andere verantwortlich sind für Ihre Zufriedenheit?

Was und wie denken Sie über andere Menschen?
Denken Sie, dass die einen gut sind und die anderen böse sind?
Denken Sie, dass ein anderer Mensch mehr hat oder besser ist als Sie selbst?

Was und wie denken Sie über die Welt?
Denken Sie, dass es auf der Welt nur Mangel gibt?
Denken Sie, wie schön es doch wäre, wenn Sie selbst reich wären?
Machen Sie sich Gedanken darüber, dass andere Menschen viel zu viel haben? Haben Sie das Gefühl, dass die Welt ungerecht ist?

Deine Überzeugungen werden deine Gedanken.
Deine Gedanken werden Worte.
Deine Worte werden dein Handeln.
Dein Handeln wird zu deinen Gewohnheiten.
Deine Gewohnheiten werden zu deinen Werten.
Deine Werte werden zu deiner Bestimmung.
- Mahatma Gandhi

In meiner Situation war mir sehr genau bewusst, dass es entscheidend ist, wie ich über meine Situation denke und wie ich meine Gedanken ausrichte, um in Heilung zu kommen.

Ich begann, mich selbst ehrlich zu fragen: Welche Überzeugung habe ich bezüglich meiner Situation? Aus der Antwort auf diese Frage ergibt sich alles andere. Mein ganzes Leben habe ich schon die Möglichkeit gehabt, zu üben meine Gedanken zu kontrollieren. Und trotzdem spielen die Gedanken öfters verrückt als gewollt: Mir schossen Gedanken durch den Kopf wie: „Was ist wenn, mein Herz weiter so schwach bleibt?" oder: „Der Herzrhythmus wird wohl nie besser". Oder „Ich fühle mich heute schon wieder so schwach." Oder: „Ich muss mich schon wieder festhalten, weil mir schwarz vor Augen ist." Ich könnte jetzt viele Seiten damit füllen, was mein Verstand an sorgenvollen Gedanken produziert hat. Aber das möchte ich Ihnen – und auch mir – ersparen. Denn letztlich erzeugen solche Gedanken puren Stress und üben Macht über unser Befinden aus.

Gehen solche krank machenden Gedanken durch unser System, werden oder bleiben wir innerlich ruhelos. Und das beeinflusst natürlich unser gesamtes Leben. Wir sind unzufrieden und begeben uns auf die Suche nach flüchtigem Glück. Und das alles nur, um uns ein bisschen besser zu fühlen.

Solange es uns nicht bewusst ist, dass wir nur unsere Gedanken ändern müssen, machen wir unser Leben und unser Glück von äußeren Umständen abhängig. Meine persönliche Strategie zum Beispiel war, Schokolade zu essen. Viel Schokolade.

Um diese gerade beschriebene Situation zu verändern, gewöhnte ich mir drei gedankliche Rituale an:

Ich nehme das Ganze nicht so ernst! Ich habe mir angewöhnt, nicht alles zu glauben, was mein Geist so alles produziert und es humorvoll zu interpretieren.
Hier passt Karl Valentin wieder gut. Er hat gesagt: „Ich freue mich heute noch, dass es mir gelungen ist, den heutigen Tag noch zu erleben".
Also könnte man auch humorvoll damit umgehen, was ich Gott sei Dank öfters mache. Später dazu mehr.

Ich sehe meinen Gedankenstress als Botschaft! Ich mache mir bewusst, warum ich jetzt gestresst bin. Ich machte meinen Gedankenstress nicht länger zu meinem Feind, sondern zu meinem Freund. Wenn ich enttäuscht, depressiv, ängstlich oder wütend war, erinnerte mich dieses Leiden daran, dass ich am falschen Platz nach Glück, Frieden und Selbstwürde gesucht habe. Ich habe dann aufgehört mein körperliches und geistiges Leiden nicht mehr als Strafe für mich anzusehen, sondern betrachtete es als Botschaft. Ich erinnere mich in dem Zusammenhang an ein Kindheitserlebnis. Ich habe als Kind immer gerne meiner Mutter beim Kochen zugeschaut und durfte auch öfters mal selbst die Suppe oder Pudding einrühren. Sie kennen das? Wenn es zu heiß wird, blubbert es und es spritzt aus dem Topf raus. Da mein Gesicht auf der Höhe des Ofens war, spritzte die Suppe oder Pudding natürlich ins Gesicht.

Es war nicht die Suppe oder der Pudding, die mich straften. Ihnen brauchte ich nicht zu verübeln, dass sie heiß waren. Es war für mich ein Warnsignal, nicht so dicht an den Topf oder den Ofen zu gehen.

Es war also eine Botschaft, die mir diente!

Wir alle wenden Rituale an. Wichtig ist nur zu unterscheiden, ob es Gewohnheiten oder Rituale sind: Zähne putzen, Kaffee trinken, Zeitung lesen oder Radio hören. Zusammen frühstücken, in Sauna gehen usw. sind Gewohnheiten.

Im Ritual verbindet sich mit der Handlung eine Sinnhaftigkeit, die über die Gewohnheit hinausweist. Meistens pflegen wir Rituale im Außen, die wenigsten pflegen aber innerliche Rituale, um Körper und Geist genügend zur Ruhe zu bringen und um inneres Glück zu empfinden. Es ist schwer zu glauben, dass man in einer schwierigen Situation innere Ruhe und Glück empfinden kann.

Aber es geht!

Je öfters es einem gelingt in diesen Stresssituationen sich den Gedanken-Stress und die Auswirkungen bewusst zu machen und als Botschaft, bzw. ich nenne es auch Handlungssignal zu verstehen, umso besser gelingt es uns im Alltag das Leid loszulassen und das Leben zu wählen!

Ich tue mir oder einem anderen etwas Gutes.

Wenn mein Kopf wieder verrücktspielte, überlegte ich mir, ob ich mir gerade jetzt etwas Gutes tun könnte, oder welchem Menschen ich eine Freude bereiten könnte. Diese drei gedanklichen Rituale habe ich als Werkzeugkasten für gedankliche Reparatur wenn mein Geist mit leidvollen, stressgeladenen Impulsen um sich schmeißt. Die Überzeugung, die dahintersteht, ist, dass man aus einem Nachteil einen Vorteil machen kann, sofern man in der Lage ist, die eigene Einstellung zu verändern.

Hier ein paar Beispiele aus dem Alltag:

Ich ärgere mich, wenn ich mit dem Auto im Stau stehe.

Ritual 1: Ich lache über mich selbst, da ich weiß, dass sich der Stau deswegen auch nicht schneller auflöst. Wer nicht lachen kann, der kann ein Lied singen.
Ritual 2: Der Stau ist keine Strafe, sondern eine Chance, Geduld zu üben und Entscheidungen zu treffen
Ritual 3: Ich könnte die Zeit nutzen, um mir für einen lieben Menschen eine Freude auszudenken oder einen Menschen anrufen, um ihm zu sagen, wie wertvoll er ist.

Ich streite mit meiner Frau wegen dem Urlaubziel.

Ritual 1: Um den Streit in eine andere Richtung zu lenken und aufzulösen, könnten wir uns über unseren ersten gemeinsamen Urlaub unterhalten und Badehosen anziehen.
Ritual 2: Generell kann man Streit nutzen, um dem anderen wirklich zuzuhören, was ihn bewegt. Nicht erwidern, sondern zuhören.
Ritual 3: Ich könnte meiner Frau sagen, dass es schön ist, dass wir überhaupt in Urlaub fahren können und ich gerne mit ihr noch einmal ein Abenteuer erleben möchte.

Ich mache mir Sorgen um meine Gesundheit.

Ritual 1: 80% meiner Sorgen sind statistisch unbegründet und treten niemals ein. Visualisieren Sie, in welcher Situation Sie sich besonders gut gefühlt haben.
Ritual 2: Sorgen ist die eine Seite der Medaille. Zuversicht die andere Seite. Was kann ich jetzt gerade für meine Gesundheit tun?
Ritual 3: Welchem Menschen geht es genauso wie mir und was könnte ich tun, um seine Situation zu verbessern?

Erkennen Sie an diesem Bespielen, dass wir jederzeit die Möglichkeit haben, unsere Einstellung zu wählen? Ich habe mir diese Rituale angewöhnt und kann sie jederzeit abrufen. Meine Gedanken bleiben dadurch nicht mehr an Problemen hängen, sondern mein Geist denkt sofort an mögliche Lösungen.
Das fühlt sich so an, als wenn nach einem Wolkenbruch auf einmal die Sonne zum Vorschein kommt.

Ein weiteres Beispiel: Mein Vorhofflimmern und die Rhythmusstörungen machen mich noch ganz verrückt!

Ritual 1: Ich habe immer wenn ich allein war, das Singen angefangen. Vor allem im Auto. Das hat mir gutgetan, wenn meine Gedanken um diese Probleme kreisten.
Ritual 2: Das Vorhofflimmern hilft mir gerade, mich nicht zu überlasten und ganz bewusst mit kleinen Schritten meine Leistungsfähigkeit zu verbessern.
Ritual 3: Ich telefoniere regelmäßig mit einem Herzpatienten der auch Vorhofflimmern hat und wir bauen uns gegenseitig auf.

Ich habe zum Beispiel mein Vorhofflimmern nicht als Schicksal oder Strafe gesehen, sondern habe von Anfang an es als Chance gesehen, positive Änderungen in meinem Leben herbeizuführen. Beispielsweise habe ich in einem Artikel gelesen, die Alkohol als Auslöser für Vorhofflimmern aufführten. Die Botschaft war: Probiere doch einmal aus, keinen Alkohol mehr zu trinken. Ich habe sowieso nicht viel getrunken. Aber jetzt war angesagt, ganz auf Alkohol zu verzichten.

Wir können unsere Einstellung wählen, vor allem auch deswegen, weil wir hier zu den wenigen privilegierten Menschen auf der Welt gehören, die rundum gut versorgt sind und in Frieden leben. Ich denke nicht Problem, sondern lösungsorientiert. Lache über deine Schwächen, die nur fehlgeleitete Energien sind und baue deine Stärken aus.

Essenz: Rituale sind stark und machen stark.
Sie geben uns Halt, Hoffnung und Geborgenheit.

Humor - eine geistige Leistung

Ich möchte Ihnen eine wunderbare, kleine wahre Geschichte erzählen. Sie spielt auf dem berühmtesten Fischmarkt der Welt Pike Place in Seattle. Dieser Fischmarkt war früher ein normaler Fischmarkt, irgendwo in Amerika. Heute ist er weltberühmt!

Stellen wir uns erst einmal vor, wie es da so zugeht. Die Angestellten müssen 10 - 12 Stunden bei Kälte und Nässe mit schleimigen und glitschigen Fischen hantieren. Jeden Tag von Montag bis Samstag. Die Angestellten trafen irgendwann die Entscheidung, wenn sie schon so einen stressigen Tag haben, der mit Widrigkeiten gefüllt ist, möchten sie dabei wenigstens Spaß haben.

Warum erzähle ich Ihnen das?

Aus einem einfachen Grund: Die Angestellten auf diesem Fischmarkt machen genau das, was mir in meiner schwierigen Situation geholfen hat. Sie gestalten den Tag mit möglichst viel Freude. Egal wie viele Widrigkeiten ihnen begegnen.

Die Angestellten machen zum Beispiel Klatschübungen mit den Kunden. Sie fordern die Kunden auf, ihnen die Fische zum Wiegen zuzuwerfen. Da geht schon mal ein Fisch daneben, weil sie so glitschig sind. In den Tagesablauf werden alle Kolleginnen und Kollegen und vor allem die Kunden integriert.

Schauen Sie sich dieses Spektakel einmal auf YouTube an. Der Clip heißt Fish. Aus dieser Idee wurde dann ein weltweites Motivationsprogramm für Mitarbeiterinnen und Mitarbeiter geboren.

Heute kommen viele Menschen aus der ganzen Welt, um dieses Schauspiel mitzuerleben und um dort zu arbeiten. Eine Erfolgsgeschichte.

Die Grundregeln dieses Erfolges sind einfach: Spiele! Was Spaß macht, wird gut gemacht! Bereite anderen Menschen eine Freude.

Wenn man den Tag anderer schöner und lebendiger macht, wirkt sich das auf das eigene Leben aus und macht jede Begegnung zu einem kleinem Abendteuer.

Mögen hät' ich schon,
wollen aber dürfen habe ich mich nicht getraut.
- Karl Valentin

Karl Valentin beschreibt schön, warum es vielen Menschen im Alltag nicht gelingt, etwas zu tun, was ihnen Freude bereitet. Sie trauen sich nicht! Sie haben Angst vor sozialer Zurückweisung.

Ich möchte Sie motivieren und ermutigen, es trotzdem zu tun. Vor allem, wenn einem nicht nach Lachen zumute, ist. So wie es auch bei mir war. Auch ich musste mich immer wieder an der eigenen Nase packen, und mich fragen, ob ich in meinen Problemen stecken bleiben will oder jeden Tag als Erlebnis sehen und erleben will. Glauben Sie mir, selbst als ein Mensch, der sich seit 20 Jahren mit dem Lachen und dem Humor beschäftigt, war es nicht leicht. Und trotzdem: Es lohnt sich, diesen Weg zu gehen. Als Belohnung wartet die Heilung von Körper, Geist und Seele.

Mir wurde das Ganze etwas leichter gemacht, da wir Enkel haben, die nichts anderes wollen als Spaß und Freude zu haben. So waren und sind die Enkel meine besten Lehrmeister und erinnerten mich an meine eigene Berufung, die etwas verschüttet war.

So durfte ich zum Beispiel zum Geburtstag als Zauberer auftreten. Trotz Kreislaufproblemen, Herzflimmern und Ängsten, ob ich dem gewachsen bin, habe ich diese Rolle gerne gespielt. Die Störungen habe ich beim Zaubern nicht mehr bemerkt. Der Spaß und die Neugier was passiert, hatten den Raum eingenommen. Ich hatte bereits im Vorfeld Spaß, da ich mich für ca. 45 Minuten Zauberübungen vorbereiten musste. Schnell merkte ich, dass Spaß und Angst einander nie begegnen werden. Die Angst mag keine Freude und deshalb verdrückt sie sich, wenn sie auf ein offenes Herz trifft oder laut gelacht wird.

Ich besuchte einen Zauberer, der mir Zubehör verkaufte und mir Tipps gab. Es war ein wunderschönes Erlebnis. Regelmäßig versuchte ich mit den Enkeln fantasievolle und verrückte Dinge zu machen. Wir sangen gemeinsam und haben viel Freude an Kleinigkeiten. So fing es an, dass ich für den Humor wieder Feuer fing und diesen wieder in mein tägliches und berufliches Leben integriere. Es heißt nicht umsonst „Lachen ist die beste Medizin“

Interessanterweise besteht die Kunst des Humors nicht nur darin witzig zu sein. Es geht genauso um eine unbefangene, spielerische Art des Umgangs mit dem Leben. Die Kunst des spielerischen besteht darin, sich schuldlos fühlen zu können. Sich einfach zu trauen, verrückt und lustig zu sein. Wie heißt es so schön: MUT TUT GUT!

Anders ausgedrückt bedeutet dies: Seine demotivierten Gewohnheiten, die einen in das eigene Dilemma geführt haben, in Gewohnheiten zu verwandeln, die einem selbst und andere Menschen dahin gehend motivieren, sich selbst mehr Freunde in das eigene Leben einzuladen. Um das zu schaffen, besteht der erste Schritt darin, erstmal selbst mit sich humorvoller umzugehen. Der Komiker Heinz Erhard brachte diesen Gedanken treffend auf den Punkt: „ Wer sich selbst auf den Arm nimmt, erspart anderen die Arbeit „

In diesem Kapitel möchte ich in ihnen das Licht des Humors anzünden.

Humor-Judo

Humor-Judo ist meiner Meinung nach die effektivste und einfachste Möglichkeit, Humor als Lebenshaltung praktisch umzusetzen. Durch diese Methode können Sie spielerisch bei sich selbst und anderen Ressourcen freisetzen.

Humor-Judo können Sie immer und überall anwenden. Humor-Judo bedeutet, den Angriff bzw. die Aktion des Gegenübers zu nutzen. Der Gegner kann hierbei in Ihnen selbst stecken, er kann sich durchaus unter dem Deckmantel ihrer Gefühle, Gedanken oder Empfindungen verstecken. Selbstverständlich kann der Gegner auch ein anderer Mensch sein oder die Natur, die Sie mit Dauerregen ärgert.

Paul Watzlawick, ein Psychologe, der sich intensiv mit humorvoller Kommunikation beschäftigt hat, nannte diese Art von Kampfsport ohne Kampf und Sport schon vor ca. 40 Jahren Judotechnik. Ich nenne sie Humor-Judo. Beim Humor-Judo nutzen Sie - wie auch beim ursprünglichen Judo - den Schwung des Angreifers, indem Sie ihn und die Zielrichtung seines Angriffs bestätigen und verstärken. Der Judoka nutz die Kraft und Energie des Gegners. Er stemmt sich nicht gegen den Gegner sondern, er nimmt den Schwung des Gegners auf und setzt einen eigenen Wurf an.

Für diese Methode sind Aufmerksamkeit und Akzeptanz die wichtigsten Fähigkeiten. Wen wir mit unseren Gedanken woanders sind, wird es uns nicht gelingen, den anderen zu besiegen.

Mit Humor-Judo machen Sie Ihren Gegner zum Verbündeten, indem Sie akzeptieren, was gerade ist. So läuft der Angreifer ins Leere.

Da wir uns nicht wehren, fehlt Ihrem Gegenüber der Angriffspunkt. Das nimmt dem Angreifer den Wind aus den Segeln. Eine paradoxe Situation entsteht. Allerdings nur dann, wenn wir die Kunst des Humors verstehen und beherrschen und nicht Dinge und Menschen pausenlos in gut oder schlecht unterteilen. Das bedeutet, Sie erkennen und akzeptieren, was Ihnen die Welt gerade anbietet.

Sie können sich das auch wie bei einem Tischtennis-Match vorstellen. Ihr Gegenspieler spielt Ihnen den Ball zu, Sie nehmen ihn an, als das, was gerade ist. Sie akzeptieren ihn. Und dann machen Sie ein neues Angebot und geben den Ball wieder zurück. Mal etwas fester. Mal etwas leichter. Nachlinks, nach rechts. Jetzt ist erneut ihr Gegenspieler dran. Auch er muss akzeptieren, was ist, um den Ball gut zurückzubringen. Er wird keinen Erfolg haben, wenn er die Arme vor der Brust verschränkt und sich beschwert, weil er den Ball lieber fünfzig Zentimeter weiter rechts oder links gehabt hätte. Bewerten wir ständig Situationen, Menschen und unsere eigenen Widrigkeiten in gut oder schlecht oder gehen wir in Widerstand, verhindern wir eine humorvolle Lebenshaltung. Sobald Sie anderen Menschen und sich selbst wertfrei begegnen, kann das Humor-Judo Ihnen neue Perspektiven in Ihrem Leben eröffnen. Sagen sie innerlich „Ja!“ zu sich selbst „Ja!“ zu anderen und „Ja!“ zur Welt.

Anhand von drei schönen Beispielen möchte ich Ihnen die Methode Humor-Judo erläutern.

Die fidele Achtzigjährige

In der Rehaklinik hatte ich beim Essen im Restaurant eine 80-jährige fidele Frau drei Tage als Tischnachbarin gehabt. Sie ist danach abgereist. Um im Restaurant zu essen und keinen Koller zu bekommen, braucht man sowieso Humor. Es war nicht nur so, dass sich die meisten gegenseitig ihre Krankengeschichten erzählten - und das beim Essen - sondern die Tische waren während der Coronakrise mit Plexiglasscheiben getrennt. Man saß also zu viert am Tisch und der Nachbar war 50 cm weiter und durch eine Scheibe getrennt. Sie war zwar durchsichtig, aber ich kam mir trotzdem vor wie auf einem anderen Planeten. Diese fidele Achtzigjährige trug eine schwarze Umhängetasche mit einem Defibrillator, der ihrem Herz einen Stromschlag gab wenn es aussetzte, was ab und zu vorkam. Das Gerät wog 4-5 Kilogramm. Für diese Person ein schönes Gewicht.

Ich sagte zu ihr: Sie haben aber ganz schön zu tragen mit diesen 4 - 5 Kilogramm im Gepäck. Wie machen Sie das nur?“ Sie erwiderte sichtlich gut gelaunt: „Junger Mann!“, (ein Kompliment wenn man mit 60 Jahren junger Mann genannt wird. Das zauberte mir ein unterschwelliges Lachen ins Gesicht). „Dieses Gerät hier ist meine Lebensversicherung. Ich habe ein richtig gutes Verhältnis zu ihm aufgebaut. Es ist mein persönlicher Bodyguard, und er heißt Toni 2. Er erinnert mich an meinen verstorbenen Mann Toni, der hat sich auch immer gut um mich gesorgt.“ Das ist Humor-Judo vom Feinsten.

Diese Frau ging nicht auf das Gewicht des Gerätes ein, was ja meine Frage war, sondern nutze meine Energie, nahm sie auf und spielte mir sie auf eine humorvolle erfrischende Art zurück. Wir beide haben laut gelacht und ich genoss drei Tage ihre Anwesenheit. Aber nicht nur das. Sie gab mir, ohne es zu wissen den Mut, meine Situation mit Humor zu betrachten.

EKG

Ich habe im Jahr meiner Herz OP unzählige EKGs bekommen, die meine Herzströme sichtbar machten, um Rückschlüsse auf die Verfassung meines Herzens zu ziehen. Meistens wurde es gleich in der Früh zwischen 8 - 9 Uhr gemacht. Jedes Mal fragte mich die Arzthelferin, ob es mir gut geht, da meine Herzströme durch das Vorhofflimmern und die Herzrhythmusstörungen so chaotisch waren. Ich gewöhnte mir an, ihr zu sagen, dass es mir richtig gut geht und mein Herz so stolpert, weil mich schon in der Früh so eine gut gelaunte nette Dame umsorgt. Egal ob diese Dame gut oder schlecht gelaunt war, habe ich ihr und auch mir ein Lächeln ins Gesicht gezaubert. Diese kleinen Momente machen das Leben lebenswert.

Auch das war Humor-Judo: Ich habe ihre Frage und Energie aufgenommen, ihr eine Richtung gegeben, die ich wollte und an sie zurückgegeben. Das führte dazu, dass sie und ich gelacht haben. Und dass, obwohl die Situation mit dem stolpernden Herzen gar nicht so berauschend war. Das Interessante dabei ist, das man auf dem EKG die veränderten Herzströme durch das Lachen sehen kann. Später dazu mehr im Buch.

Blutabnahme

Mir wurde im Leben noch nie so viel Blut abgenommen, um meine Werte zu messen. Und dass, obwohl ich sowieso so viel Blut verloren hatte und dadurch ganz blass war. Meistens waren es sehr junge Arzthelferinnen, die das Blut zum Üben abnehmen durften. Sie waren dadurch oft ängstlich weil viele Patienten auch schnell ungehalten und verärgert waren, weil es unter Umständen nicht aufs erste Mal funktionierte. Sobald ich bemerkte, dass sie unsicher waren, sagte ich zu den Arzthelferinnen, dass sie keine Angst haben, bräuchten. Ich machte ihnen Mut, in dem ich ihnen sagte, dass sie es heute bestimmt ganz besonders gut machen würden, an so einem schönen Morgen und ganz davon abgesehen würde ich mich immer sehr freuen, wenn eine freundliche junge Dame mir das Blut abnehmen würde. Nach der Blutabnahme machte ich noch ein Kompliment und schaute die Arzthelferin mit einem strahlenden Lächeln an und sagte: „Das hat ja heute wie am Schnürchen funktioniert." Daraufhin lachten wir beide jedes Mal!

Diese einfachen Worte bewegen so viel!

Auch das ist Humor-Judo: ich nahm die Unsicherheit, Angst der jungen Dame wahr, lenkte es in eine positive Richtung und zum Schluss setzte ich noch eins drauf und wir lachten beide.

Humor-Judo bedeutet: Wie kann ich im Alltag mit kleinen Interventionen mir selbst und anderen das Leben verbessern? Je öfters ich das mache oder übe, desto besser fühlt sich mein Leben an. Ich habe es mir zur Gewohnheit gemacht, diese kleinen Momente Revue passieren zu lassen, bevor ich einschlafe. Und siehe da: Es ist eine wunderbare Möglichkeit, zufrieden einzuschlafen.

Um das Thema Humor abzurunden, möchte ich ihnen das Einmaleins des Humors vorstellen. Sie werden sehen, Humor ist in erster Linie eine geistige Leistung, die es zu üben gilt. Wenn man erkennt, wie hilfreich sie im Leben sein kann, fällt es ganz leicht, sie zu kultivieren und in den Alltag zu integrieren. Beim Einmaleins des Humors gebe ich die Tipps in der Du-Form weiter, das macht vieles leichter.

Alle folgenden Gedankensprünge, also geistigen Leistungen musste ich auch wieder in mir aufleben lassen. Es gibt eben Situationen im Leben, die den Humor förmlich ersticken.

Deswegen möchte ich Sie an dieser Stelle wieder aufleben lassen. Viel Freude beim Lesen und ausprobieren. In diesem Zuge möchte ich noch erwähnen, dass ich diese Tipps in meiner Zeit als Trainer und Therapeut an Tausende von Teilnehmern per Newsletter verschickt habe. Mit großem Erfolg! Viele Vortrags- und Seminarteilnehmer haben mich angeschrieben und mir geschrieben, dass sie diese kleinen Impulse als sehr hilfreich im Alltag einsetzen konnten.

Der Alltag beinhaltet oft viel Stresspotenzial. Empfänger der Newsletter berichteten mir, dass sie oft bei einer aktuellen Situation diese Tipps einsetzen konnten und so die stressreiche Situation abmildern konnten. Oder die Tipps halfen ihnen, sich etwas nicht so sehr zu Herzen zu nehmen. Deshalb hoffe ich, dass auch Sie von dem Einmaleins des Humors profitieren können!

Essenz: Das Geheimnis des Humors ist, das was ist, anzunehmen!

Einmaleins des Humors

Jetzt wird's so richtig bayerisch-lustig! Ich möchte Sie einführen in das Einmaleins des Humors. Das basiert auf elf Geisteshaltungen, die ich Ihnen vermitteln möchte. Da man sich in Bayern eh grundsätzlich duzt, habe ich dieses Kapitel in der Du-Form geschrieben. Das stört Sie? Das ist gleich eine gute Gelegenheit, die fünf grade sein zu lassen – oder sich selbst nicht so ernst und wichtig zu nehmen.

Einmaleins des Humors: Geistige Haltung „oans“

Wer sich selbst auf den Arm nimmt, erspart anderen die Arbeit.
- Heinz Erhardt

Humor ist, öfters über mich selbst zu lachen!

Humor kommt vom lat. „humores“ und bedeutet Flüssigkeit/Körpersäfte (Lebensenergie). Wenn man über einen längeren Zeitraum Dinge macht, die man nicht machen will, blockieren die Lebensenergien und belastet Psyche und Körper bis hin zur Krankheit!

Übung: Schreibe drei Situationen auf ein Blatt Papier, über die du dich öfters ärgerst! Sei dir bewusst, dass „Ich ärgere mich“ nur mit deiner eigenen Erwartungshaltung zu tun hat!

Wenn die eine oder andere Situation wieder da ist, die dich ärgert, atme tief ein und aus und schmunzle dann darüber, dass du dich so leicht aus der Ruhe bringen lässt!

Mache dir bewusst, dass es nur eine Frage der Zeit ist, dass die Reaktion auf die Situation sehr schnell an Energie verliert, wenn du ihr keine Aufmerksamkeit schenkst. Denken Sie daran: Wo kein Widerstand, da auch kein Ärger!

Beispiel: Als Beifahrer ärgere ich mich immer, dass mein Freund also der Fahrer, dem Vordermann immer so dicht auffährt. Statt mich zu ärgern, rufe ich laut: „Schon wieder so ein unfähiger Autofahrer vor uns, der uns so dicht auffährt.“ Wir schauen uns an und lachen.

Viel Spaß beim Ausprobieren!

Einmaleins des Humors: Geistige Haltung „zwoa“

Nur wer den eigenen Wert zu schätzen weiß, kann den Wert des anderen würdigen und ihn respektieren!

- Adam Jackson, Die zehn Geheimnisse der Liebe

Humor funktioniert nur auf Augenhöhe!
Wenn wir Menschen von vornherein bewerten, geht die Strategie Humor nicht auf! Respekt und Achtung vor sich selbst und anderen Menschen ist der Schlüssel zu mehr Freude in Ihrem Leben!

Übung: Schreib dir die Namen von drei Menschen auf ein Blatt Papier, die du regelmäßig negativ bewertest oder innerlich kritisierst.

Sei dir bewusst, dass diese Menschen dein Spiegel sind. So wie du über andere denkst, denkst du unbewusst auch über dich selbst. Bringe dir selbst und anderen deshalb mehr Achtung und Respekt entgegen.

Wenn du dich in einer Situation wiederfindest, in der du andere Menschen bewertest, atme tief ein und aus und versuche, diesen Menschen mehr Respekt und Achtung zu zollen!

Es ist nur eine Frage der Zeit, dass die Situationen sich verändern und ein respektvollerer Umgang sich einstellt. Vergiss nicht: Wo Respekt und Achtung ist, ist auch der Humor!

Beispiel: Bei einem Firmenanschreiben unterlaufen einem der ein oder andere Rechtschreibfehler. Ein sehr genauer Kunde weist dich darauf höflich hin. „Danke für Ihre Aufmerksamkeit beim Durchlesen! Jetzt wurde ich wieder erinnert, wie wichtig es ist, sich genug Zeit zu nehmen.“ Sonnige Grüße

Viel Spaß beim Ausprobieren!

Einmaleins des Humors: Geistige Haltung „drei“

„Ich könnte mir in allen großen Zeitungen des Landes folgende Mitteilung vorstellen: Wichtige Mitteilung an alle Bürgerinnen und Bürger: Die Welt ist hier und jetzt!“

- Jostein Gaarder (*1952), norwegischer Philosoph u. Schriftsteller

Hilfreicher Humor funktioniert nur „Jetzt“.

Die tiefe Bedeutung von Humor ist, einen spielerischen Umgang mit dem Leben zu entwickeln. ohne dabei Schuldgefühle zu haben!

Übung: Sei dir bewusst, Vergangenheit und Zukunft sind nur eine Illusion! Erhebe dich über das Denken! Wie?! Nutze alle deine Sinne! Vor allem das Sehen, Hören und Fühlen!
Schreibe drei Situationen auf ein Blatt Papier, bei denen du heute wirklich präsent warst, und du die Sinne ganz bewusst eingesetzt hast. Je öfters du präsent bist und dich über das Denken erhebst, desto humorvoller wird das Leben!

Beispiel: Ich setzte mich mit meiner Frau gegenüber und wir zeichnen das Gesicht des Partners jeweils auf ein Blatt Papier. Nach fünf Minuten tauschen wir das Blatt aus, und müssen uns vor Lachen den Bauch halten.

Viel Spaß beim Ausprobieren!

Einmaleins des Humors: Geistige Haltung „viere“

Wenn wir uns erlauben zu scheitern,
erlauben wir uns gleichzeitig,
uns selbst zu übertreffen.
- Konfuzius

Humor ist die Kunst zu scheitern!

Der Clown ist eine wunderbare pädagogische Vorlage. Er macht aus jeder Niederlage einen Sieg. Er kämpft unermüdlich. Er gibt nie auf. Er darf scheitern und mit jedem Scheitern wächst der Ehrgeiz für den nächsten Versuch. Er lebt im Hier und Jetzt. Die Vergangenheit ist vorbei und was die Zukunft bringt, weiß er nicht. Er zeigt uns, wie die Kunst funktioniert. Und von ihm können wir genauso die Kunst zu leben erlernen!

Übung: Wenn du ein gravierendes Problem hast, schreibe es dir auf ein Blatt Papier. Dann öffne dich für das Worst-Case-Szenario und frage dich: Was ist das Schlimmste, was passieren könnte! Erinnere dich an gravierende Probleme aus deiner Vergangenheit. Mache dir bewusst, dass du sie bewältigt hast. Deshalb vertraue darauf, dass es immer weiter geht. Es ist sehr befreiend, dem Leben nicht so viel Widerstand entgegenzusetzen! Mache dir bewusst. dass es leichter ist, mit dem Fluss des Lebens zu gehen. Dann bist du unbeschwert wie der Clown!
Beispiel : Ein Passant hat schlechte Laune und schreit dich an: „Du Depp! Kannst du nicht richtig einparken?!“ Du antwortest: „Oh, ein Depp wollte ich schon immer mal sein und der kann es nun mal nicht besser, aber ich gebe mir Mühe!“

Viel Spaß beim Ausprobieren!

Einmaleins des Humors: Geistige Haltung „fünfe“

Wir sollten lernen Ereignisse zu erleben,
ohne sie persönlich zu nehmen.
Dinge stoßen uns dann nicht mehr zu.
Sie geschehen einfach!
- Alberto Villloldo

Humor ist gelebter Perspektivenwechsel!

Übung: Schreibe auf ein Blatt Papier drei Umstände in deinem Leben, die du persönlich nimmst, und die dich dadurch belasten!
Stelle dir dann die Frage: Was könnte ich daraus lernen, was ich noch nicht kann? Schreibe deine Erkenntnis jeweils darunter und beginne mit kleinen Schritten die Perspektive zu verändern!

Die Perspektive zu wechseln ist eine hilfreiche Möglichkeit, mit der Belastung umgehen!
Zum Beispiel: Ich habe Probleme mit einem Arbeitskollegen/in! Ich habe die Chance, Geduld zu üben!

Beispiel: Du hast Probleme mit einem Arbeitskollegen/in und es geht darum, die Fähigkeit zu entwickeln, Geduld zu üben! Die Arbeitskollegin schimpft den ganzen Tag über den Computer im Großraumbüro. Das nervt. Geduldig schlägst du ihr einen Namen für den Computer vor. Bringe ihr einen lustigen Aufkleber für den Computer mit und schimpfe mit ihr, denn zu zweit geht es besser. Im Laufe der Zeit entwickelt sich ein freundlicherer Umgang mit dem Computer, weil wir ihn lebendiger gemacht haben und ihn jetzt sogar mit Namen ansprechen.

Viel Spaß beim Ausprobieren!

Einmaleins des Humors: Geistige Haltung „sechse“

„Der große Weg ist sehr einfach,
aber die Menschen lieben die Umwege „
- Lao-Tse

Guter Humor besteht aus Einfachheit!

Übung: Bringe wieder mehr Einfachheit in dein Leben. Orientiere dich dabei an Kindern. Hast du schon mal beobachtet, wie der Humor von Kindern funktioniert!? Spontan, kurz, schmerzlos und dabei ganz im Hier und Jetzt. Ohne zu denken!

Wenn du bemerkst, dass du gedanklich wieder in die Zukunft oder Vergangenheit abdriftest, hole dich wieder ins „Jetzt“ zurück. Dabei am besten tief atmen und lächeln!

Erinnere dich an 3 Situationen, in denen du beleidigt warst und entsprechend griesgrämig reagiert hast. (z.B. in einem Gespräch mit dem Partner oder Freunden).

Nimm dir vor, zukünftig in solchen Situationen in Zukunft gelassen zu bleiben und lieber zu schmunzeln.

Wenn du willst, wende stattdessen eine Humortechnik an: „Die Umdeutung“. Stelle dir vor, du bist ein Außerirdischer, der die Welt erst entdecken muss. Beobachte einfach gelassen und voller Neugierde, was gerade geschieht!

Beispiel: Stelle dir vor, du bist ein Außerirdischer, der die Welt zum ersten Mal besucht. Du gehst dementsprechend gelassen und voller Neugierde durch den Tag und beobachtest, was gerade geschieht.

Viel Spaß beim Ausprobieren!

Einmaleins des Humors: Geistige Haltung „Sieme“

Wenn du Gott zum Lachen bringen willst,
erzähle ihm von deinen Plänen.
- Blaise Pascal

Humor ist „Fülle“ leben!
Wir laufen voller Konzepte und Erwartungen durch das Leben. Das erzeugt Druck bei uns und anderen Menschen. Humor ist das Gegenteil. Konzeptlos und ohne Erwartung. Wie befreiend!

Übung: Nimm ein Blatt Papier und schreibe eines deiner gelebten Konzepte auf, die dir Kraft rauben. (z.B.: Ich darf keine Fehler machen!)

Übe die nächsten 6-8 Wochen, aus der Reihe zu tanzen! (So lange dauert es in der Regel, bis neue neuronale Verbindungen im Gehirn nachhaltig abrufbar sind). Nutze ein Denkprinzip des Humors: Suche die Lösung im Gegenteil des Erwarteten.

Wer viele Fehler macht, ist erfolgreicher!
Bestärke andere Menschen, dass Fehler wichtig sind. Dabei löst sich automatisch das eigene antrainierte Konzept mit auf.

Beispiel: Künstler machen auch Fehler. Ein Kunstschnitzer, der Holzskulpturen macht, schneidet in einem unachtsamen Moment, kurz vor der Fertigstellung ein großes Eck aus der Skulptur heraus, sodass sie eigentlich unbrauchbar geworden ist.
Er stellt die Skulptur trotzdem ins Schaufenster mit einem Schild: Hier dürfen Fehler gemacht werden! Wenig später kauft ein Lehrer die Holzskulptur für den Werkunterricht seiner Schüler/innen.

Viel Spaß beim Ausprobieren!

Einmaleins des Humors: Geistige Haltung „achte“

Als ich mich selbst zu lieben begann, habe ich verstanden,
dass ich immer und bei jeder Gelegenheit,
zur richtigen Zeit am richtigen Ort bin
und dass alles, was geschieht, richtig ist –
von da an konnte ich ruhig sein.
Heute weiß ich: Das nennt man VERTRAUEN.
- Charlie Chaplin

Grundeinstellung des Humors: Annehmen, was ist!

Übung: Immer dem ersten Impuls folgen, denn der ist ehrlich!
Egal, ob es eine Bewegung, ein Wort, eine Geste, eine Handlung oder ein Gedanke ist. Und dann den Impuls weiterentwickeln!

Beispiel: Ihr Partner ist beleidigt, weil Sie wieder mal unpünktlich sind. Sie sagen: „Hallo mein Schatz. Ich weiß, zu spät kommen ist eine meiner Stärken. Erinnerst du dich noch, so haben wir uns kennengelernt. Weil ich die U-Bahn versäumt habe.

Beispiel: Jetzt da mein Haus abgebrannt ist,
habe ich eine bessere Sicht auf den aufgehenden Mond.
Japanischer Dichter Masahide

Viel Spaß beim Ausprobieren!

Einmaleins des Humors: Geistige Haltung „neine"

Als ich mich selbst zu lieben begann,
habe ich aufgehört, mich meiner freien Zeit zu berauben,
und ich habe aufgehört, weiter grandiose Projekte für die Zukunft
zu entwerfen. Heute mache ich nur das, was mir Spaß und Freude
macht, was ich liebe und was mein Herz zum Lachen bringt,
auf meine eigene Art und Weise und in meinem Tempo.
Heute weiß ich, das nennt man EHRLICHKEIT.

\- Charlie Chaplin

Wahrer Humor ist Ehrlichkeit

Humor folgt immer dem ersten Impuls, denn der ist ehrlich und man muss sich sein Leben genau anschauen. Dadurch kommt die Wahrheit ans Tageslicht und erzeugt unter Umständen erst mal eine schmerzliche Konfrontation mit der Wirklichkeit. Das nutzt man dann, um humorvoll zu intervenieren und die Chance hinter der Realität zu entdecken.

Übung: Schreibe auf ein Blatt Papier die Dinge, Situationen oder Zustände, die dir momentan am meisten Kraft rauben. Schreibe jeweils dahinter, was das Positive daran ist!? Diese Vorgehensweise nennt man paradoxe Intervention. Humor ist, wenn man trotzdem lacht!
Entscheide dich dann für den lösungsorientierten Weg und für die Entwicklung neuer Fähigkeiten!
Beispiel: Öfters frage ich andere Menschen, wenn wir uns sehen beim Händeschütteln, z.B. Nachbarn/in, Kollegen/in, oder Freunde: „Stört es dich/Sie wenn ich anders bin als du/Sie?" Verblüffende Reaktionen folgen, meist kommt dann ein Lachen.

Viel Spaß beim Ausprobieren!

Einmaleins des Humors: Geistige Haltung „zehne“

Wir brauchen uns nicht weiter vor Auseinandersetzungen, Konflikten und Problemen mit uns selbst und anderen fürchten, denn sogar Sterne knallen manchmal aufeinander und es entstehen neue Welten. Heute weiß ich: DAS IST DAS LEBEN!

- Charlie Chaplin

Humor überrascht

Übung: Schnappschuss

Lass immer wieder neue Welten entstehen! Fotografiere dich mit Selbstauslöser in einer Pose oder mit einer Mimik, die du dir vor anderen nie trauen würdest. Weißt du eigentlich, zu welchen großartigen Grimassen du dein Gesicht verziehen kannst? Probiere es aus! Und hänge dieses Foto – es dürfen auch mehrere sein – an einer gut sichtbaren Stelle auf. Warum nicht im Büro? Dazu passt hervorragend das folgende Zitat von Shakespeare: „Um ernst zu sein, genügt Dummheit, während zu Heiterkeit ein großer Verstand unerlässlich ist.“

Beispiel: Taxifahrer, bitte fahren Sie langsamer. Ich hab's eilig!
Wenn es laut wird. Bewusst leiser reden.
Werden wir gedrängt, gehetzt und oder beim Redefluss unterbrochen, Ruhe bewahren und nicht ebenfalls unterbrechen.
Unfreundlichem Benehmen begegne ich mit Freundlichkeit.
Bei Fragen anstatt Antworten, nachfragen.

Viel Spaß beim Ausprobieren!

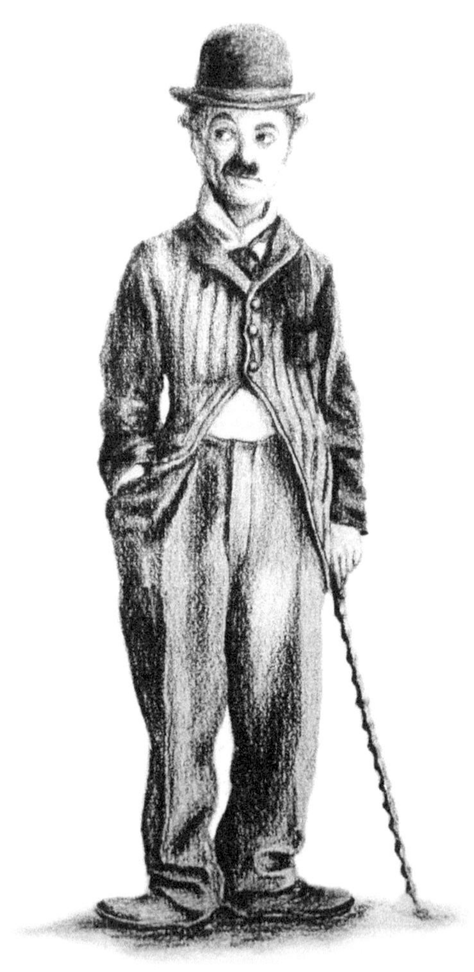

Einmaleins des Humors: Geistige Haltung „aife“

Als ich mich selbst zu lieben begann, habe ich mich geweigert, weiter in der Vergangenheit zu leben und mich, um meine Zukunft zu sorgen. Jetzt lebe ich nur noch in diesem Augenblick, wo ALLES stattfindet, so lebe ich heute jeden Tag und nenne es „BEWUSSTHEIT“.

- Charlie Chaplin

„Humor hilft heilen!“

Übung: Wenn du diese Zeilen liest, sei dir den großen Wert dieses Augenblickes bewusst. Schenke dir selbst ein Lächeln, klopfe dir auf die Schulter und lobe dich dafür, was für ein wunderbarer und wertvoller Mensch du bist.
Nimm dir heute vor, dich selbst oder anderen ein Geschenk zu machen, dass sie zum Lachen bringt!

Beispiel: Ich fotografiere mich regelmäßig Selbst in einer Pose oder mit einer gewagten Mimik, die ich vor anderen nie einnehmen bzw. machen würde.
Ich habe nicht gewusst das ich so großartige Grimassen machen kann. So mache ich ein Selbstporträt, das ich sogar manchmal für mein Handy verwende. Eine heilsame Aktion.

Viel Spaß beim Ausprobieren!

Humor ist eine wunderbare geistige Leistung (sich Humor leisten) um sein Leben und das Leben anderer zu bereichern. Zum Abschluss möchte ich ihnen noch zwei kleine Geschichten bezüglich Lachen und Humor erzählen.

Ich bin heute noch sehr dankbar darüber, dass ich die Möglichkeit hatte, mit Herzpatienten aus der Rehaklinik am Chiemsee und auf Kreta Erholungswochen mitgestalten zu können. Ich unterstütze die Gruppen mit Lachyoga und Humortraining. Dieses regelmäßige Training integrierte ich beim Morgensport, Abendsport und beim Wandern. Es war bemerkenswert, dass Humor Menschen dazu bringen kann, gut gelaunt mitzuwandern, auch dann wenn jemand eine schwere Herzoperation hinter sich hatte.

Ich führte die Begeisterung und die Fähigkeit der Patienten, lange Strecken zurückzulegen, darauf zurück, dass sie sich nicht mehr so viel mit ihrem Leid beschäftigten, sondern durch die gute Laune, die während der Trainings herrschte, so herzliche und schöne Kontakte aufgebaut hatten, dass sie sich auf das Miteinander und die Freude konzentrieren. Natürlich war auch immer ein Begleitfahrzeug mit Arzt dabei. Er wanderte für den Notfall mit. Seine Gegenwart hatte auf die Menschen einen klaren, psychischen Effekt.

Ich erinnere mich an ein Apotheker-Ehepaar. Sie waren beide über 80 Jahre alt und waren schon mehrmals am Herzen operiert worden. Sie liefen neben mir fidel und munter bei großer Hitze einen Berg hoch, der eine ziemliche Steigung hatte. Eine Stunde ging es Bergauf! Ich bewunderte die Beiden und dachte mir insgeheim, dass ich wirklich froh wäre, wenn es mir in so hohem Alter noch so gut gehen würde.

Danach gefragt bestätigten mir beide, dass der Humor und Lachtraining sowie der Begleitschutz es ihnen möglich machen würde, die Zeit vollkommen unbeschwert zu erleben. Sie erzählten mir auch, dass ihnen das Beisammensein und Wandern in dieser schönen Gruppe auch so viel Spaß bereiten würde, dass sie gar nicht das Gefühl hatten, sich großartig anzustrengen.

Durch die positiven Rückmeldungen dieser Gruppenerfahrungen konnte ich dann in der Klinik mit einer kleinen Studie beginnen, um herauszufinden, ob Lachen den Blutdruck beeinflusst. Das Ergebnis bestätigte meine persönliche Erfahrung mit zahlreichen Kursteilnehmern: Lachen beeinflusst den Blutdruck positiv. Mit ca. 20 Patienten führte ich drei Tage nacheinander jeweils eine Stunde Lachyoga durch. Wir maßen den Blutdruck vor und nach dem Lachen, und danach, drei Tage ohne das Lachyoga. Bei 90 % der Patienten sank der Blutdruck nach einer Lachsession und bei 70% war der Blutdruck nach 3 Tagen auf einem besseren Level als vorher.

Das Fazit: Lachen kann den Blutdruck kurzfristig aber auch bei regelmäßigem Training moderat nachhaltig senken.

Psyche und Körper wirken zusammen und beeinflussen sich gegenseitig. Und da wären wir bei dem spannenden Thema der Psychokardiologie.

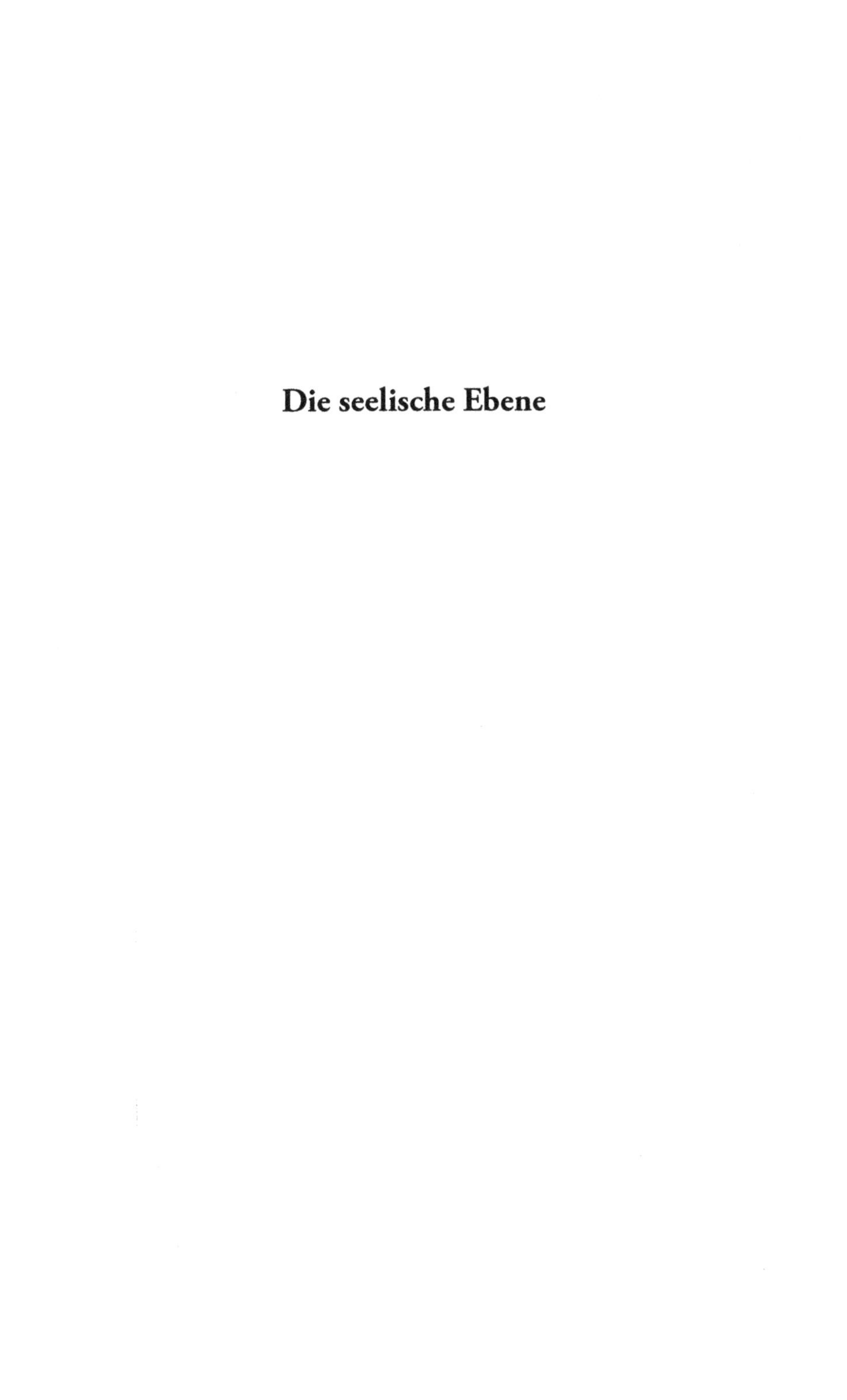

Die seelische Ebene

Seelische Ebene - Psychokardiologie

Bei meiner ersten Herzkatheteruntersuchung mit 18 kamen mehrmals junge Ärzte in mein Zimmer und ich wurde gefragt, ob sie mein Herz abhören dürften. Es ging um das Herzgeräusch, das eine Aortenstenose verursacht. Als Kind bei unserer Hausärztin war es das Erste, was gemacht wurde, das Herz abgehört. Ebenso erging es mir zum Beispiel, als ich in der Nähe von Frankfurt mit dem Notarzt von einem Autobahnrastplatz wegen schweren Herzrhythmusstörungen abgeholt wurde. Im Krankenhaus besuchten mich ebenfalls gleich mehrere Ärzte, um meine Herzgeräusche abzuhören. Früher war es normal, dass Ärzte mit dem Stethoskop das Herz abgehört haben. Dadurch wussten sie, wie es um das Herz steht. Heute findet dieses Abhören kaum noch statt. Bei diesem Kapitel geht es nicht um das Abhören, sondern hinhören!

Der bekannte Herzchirurg Dr. Reinhard Friedl schreibt dazu in seinem genialen Buch „Der Takt des Lebens“: „Heute hat das bewegte Bild den Ton abgelöst. Nach meiner Beobachtung horchen Herzspezialisten nur noch selten auf die Herzen ihrer Patienten. Dies betrifft nicht nur die Töne und Geräusche, welche die Mechanik des Herzens verursacht, sondern auch die Stimme des Herzens, die aus den Welten der Weisheit und des Mitgefühls kommt. In zunehmenden Maßen sind sich Herzforscher, Psychologen und spirituelle Lehrer einig: Diese Stimme ist untrennbar mit dem organischen Herzen verbunden.“

Wann haben Sie diese Stimme das letzte Mal gehört?

Nehmen wir unsere innere Stimme noch wahr? Wird nicht alles durch unser stressiges Leben übertönt?

Dr. Friedl schreibt in seinem Buch: „Einige Menschen sind froh, wenn sie ihr Herz nicht spüren. Denn das bedeutet, das doch alles in Ordnung ist, oder?

Das habe ich auch lange geglaubt, bis ich eines Besseren belehrt wurde. Heute meine ich, dass die Wahrnehmung des Herzens in der Medizin nicht nur als Pumpe, sondern als Quelle des Lebens und von Bewusstsein und ursächlich an vielen Störungen und Krankheiten beteiligt ist und uns ein neues und tiefes Verständnis über die Zusammenhänge im Körper schenken könnte, das in der

Folge zu mehr Gesundheit und auch Lebensfreude führt."

Ich möchte Sie in diesem Teil des Buches einladen, die liebevolle Kontaktaufnahme, Kommunikation und Wahrnehmung zu Ihrem

Herzen aufzunehmen oder so zu vertiefen, wie ich die Psychokardiologie verstanden und kennengelernt habe.

Ich finde es ist eine wunderbare Möglichkeit, wieder in Kontakt mit sich selbst zu kommen und dadurch auf ganzheitlicher Ebene dem eigenen fühlenden Herz wieder Schritt für Schritt wieder in die Freiheit zu verhelfen. Welche Freiheit meine ich? Die Freiheit von Angst und Beklemmung, die dem eigenen Herz so zu schaffen macht. Und möglicherweise können wir auf diesem Weg noch einen ganz neuen Schatz in uns entdecken?

Der Psychoonkologe Lawrence LeShan formuliert die Frage sogar noch drastischer: „Wie können wir unser Leben so verändern, das es

nach der Krankheit viel besser ist, als es vorher war?"

Es geht auch hier darum, so wie schon beim Humor, widrige Umstände und Schwierigkeiten zu überwinden und in neue Kraft gebende Bahnen zu lenken.

Ich selbst erfahre, wie viel Kraft es mir gibt, wenn ich mich der Auflösung meiner Herzproblematik widme, mit der Perspektive dadurch nicht nur mir selbst zu helfen, sondern vielleicht auch noch anderen Menschen den Weg zum eigenen Herzen zu weisen.

***„Es gibt nichts auf der Welt,
dass einen Menschen so sehr befähigte,
äußere Schwierigkeiten oder innere Beschwerden zu überwinden,
als das Bewusstsein, eine Aufgabe im Leben zu haben“***
- Viktor Frankl

Ich freue mich sehr, Ihnen besonders solche Impulse vorstellen zu können, die mir persönlich geholfen haben, als ich angefangen habe, mich mit der Psychokardiologie zu beschäftigen. Ich hatte das Wort noch nie zuvor gehört und war sehr überrascht, dass es sich dabei keineswegs um einen neuen Zweig in der Medizin handelt, sondern dass es die Psychokardiologie bereits seit ca. 20 Jahren gibt.

Über einen Umweg lernte ich, mit meinem Herzen einen direkten Kontakt aufzunehmen. Es mag etwas seltsam klingen, aber ich habe diesen Kontakt tatsächlich sehr intensiv und unmittelbar erlebt. Ich hatte vor und bei meiner Herz-OP mehrmals einen Schlauch mit einer Kamera in die Speiseröhre eingeführt bekommen, um das Herz besser sehen zu können. Dadurch war meine Stimme in Mitleidenschaft gezogen worden und dadurch sehr rau, flach und schwach.

Hierfür kann man sich Hilfe holen, mit einer Stimmtherapie, die ich auch machte. Dass die Stimmtherapie so tiefe Wirkung entfaltet, hatte ich nicht gedacht. Denn gleich bei der ersten Übung ging es darum, meine innere Stimme wahrzunehmen und der Therapeutin zu erzählen, welches innere Bild ich gerade von meiner Stimme habe.

Es war ein dunkles Bild, wie in einem Kohlebergwerk den Hals hinauf. Als nächstes rief mir die Therapeutin Laute zu z.B. „Ah“ und ich rief ihr „Ah“ zurück. Dann „oh“ usw. Wir probierten etliche Laute aus. Es war wie beim Tischtennis. Sie rief mir etwas zu und ich rief zurück. Danach sollte ich wieder die Augen schließen und ihr sagen, wie das Bild jetzt ausschauen würde. Die Stimme hatte ein anderes Bild bekommen. Die Farbe war jetzt nicht mehr dunkel, sondern Orange in Tropfenform. Wir übten noch eine weitere Runde und das Bild wurde grün. Aufgrund dieser Übung wurde meine Stimme freier, war aber immer noch etwas belegt und eher traurig geworden. Ich spürte, eine tiefe Traurigkeit in mir und wir sprachen dann über das innere Bild der Traurigkeit. Dadurch wurden bei mir sehr starke Gefühle freigesetzt und ich weinte Rotz und Wasser.

Ich ging also durch die Impulse immer stärker in den inneren Dialog mit meinen Gefühlen und auch bei den nächsten Sitzungen in den Dialog mit meinem Herzen. Ich merkte das meine Einstellung zu meinem Herzen die war, dass etwas nicht in Ordnung ist mit dem Herz. Ich fragte mich, warum es nicht richtig funktioniert. Warum macht es mir so viel Probleme? Eigentlich führte ich keinen inneren Dialog, sondern machte mein Herz verantwortlich für die Probleme. Und dann spürte ich, dass ich vollkommen abgespalten war von meinem Herzen. Durch die Fragen der Therapeutin, was ich gerade für ein Bild von meinem Herzen habe, begann der innere Dialog und meine Herzgefühle bekamen Raum und wurden in Form von inneren Bildern sichtbar und konnten über Töne und Laute zum Ausdruck gebracht werden.

Nach jeder Sitzung fühlte ich mich sehr befreit und meine Stimme wurde wieder kraftvoller. Bei der Psychokardiologie werden unter anderem solche Techniken eingesetzt, um mit dem Herzen wieder in Kontakt zu kommen.

Die Psychokardiologie beschäftigt sich mit den Zusammenhängen und Wechselwirkungen zwischen Herzerkrankungen und seelischen Ursachen und deren Folgen. Ich glaube das sich beides gegenseitig beeinflusst. Die Psyche wirkt auf das Herz und das Herz beeinflusst die Psyche. Deswegen ist es so wichtig beides zu betrachten. Und da sind wir wieder bei den Risikofaktoren. Erinnern Sie sich? Alles ist vorgegeben. Kindergarten, Schule, Beruf, Rente.

In diesem Hamsterrad entsteht chronischer Stress z.B. in Form von Zeitdruck, ungeklärte Konflikte, physische Erschöpfung, Überarbeitung, Verausgabung, Probleme in der Partnerschaft und unzählige weitere, daraus wiederum resultieren Angst, Depressionen, Schlafmangel und mehr.

Umso sinnvoller ist es, neue Wege zu beschreiten. Und was wäre dabei wichtiger, als auf unser Herz zu hören, es zu fühlen und danach zu handeln. Eine Messgröße, der in der Psychokardiologie besondere Bedeutung beigemessen wird, ist der Herzratenvariabilitätswert (HRV). Dieser Wert zeigt, wie unregelmäßig unser Herz schlägt und in welchem Zustand sich das Nervensystem gerade bei der Messung befindet. Der HRV ist die Variation der Zeit zwischen zwei einzelnen Herzschlägen.

Wenn wir bei uns mit den Fingern den Puls messen, haben wir den Eindruck, dass jeder Herzschlag vollkommen gleich und regelmäßig ist.

Das ist aber nicht so. Der Herzschlag variiert von einem zum anderen Herzschlag und wieder zum nächsten. Die Messung dieser Variabilität bzw. deren Interpretation kann uns viele Aufschlüsse geben. Eine Messung erfolgt oft über einen Clip, den man am Ohr befestigt, und der diese Herzschlagvariabilität über eine Software in eine Sinuskurve umwandelt. Über diese Sinuskurve erkennt man den Verlauf der Kurve und kann sehen, inwieweit das Nervensystem im oder aus dem Gleichgewicht ist. Ich durfte diese hilfreiche Messung bei dem schon erwähnten wunderbaren Herzchirurgen Dr. Friedl in seiner Praxis erleben.

Die Messung dauerte 20 Minuten und wurde in eine geführte Meditation eingearbeitet. Die Meditation mit geschlossenen Augen begann mit ruhiger Ein- und Ausatmung und der freundlichen Anweisung, mir vorzustellen, dass ich mit meinen Füßen am Boden geerdet bin und Wurzeln schlage. Und gleichzeitig sollte ich den Stuhl spüren, auf dem ich sitze. Dann sollte ich mir bei jeder Einatmung vorstellen, dass sich meine Lungenflügel mit Luft füllen, sich dabei ausbreiten und mein

Herz kurz berühren und das Herz kurz „kuscheln". Bei der Ausatmung werden die Lungenflügel wieder klein. Das übten wir ein paar Minuten, um dann einen Schritt weiterzugehen.

Die nächste Visualisierung war die Vorstellung, dass ich selbst mein Herz bin und über Flügel verfüge. Ich sollte probieren, mir vorzustellen, dass ich mit meinem Herzen wie zum Beispiel ein Seeadler in die Lüfte, sprich in den Himmel aufsteigen würde.

Ich fühlte mich eher wie ein Vogelküken, das von der Mutter für die ersten Flugversuche aus dem Nest gestupst wird. Im Laufe der Zeit, gelang mir dann immer besser mich mit meinen Herzflügeln in die Lüfte zu erheben. Ich spürte innerlich ein wunderbares Gefühl der Freiheit und Entspannung. Dann gingen wir wieder zurück ins Herz in den Körper, immer unterstützt mit ruhiger Atmung. Ich spürte all dem in Ruhe nach und als ich die Augen wieder öffnete, war ich in einem entspannten Zustand.

Da ich mein ganzes Leben lang ein großer Fan von Visualisierungsübungen bin und immer schon damit gearbeitet habe, habe ich auch keinen Augenblick in Frage gestellt, was wir da machen. Vielleicht wundern Sie sich über einen solchen Ansatz. Möglicherweise ist er Ihnen zu esoterisch. Gerne würde ich hier ein kleines Aber einfügen. Aber, es wirkt. Wussten Sie, dass zum Beispiel Profisportler Visualisierungstechniken nutzen, um sich ihren Sieg vorzustellen? Profisportler Wissen um die riesengroße Wirkung dieser Technik. Aber leider nutzen viel zu wenig Menschen diese kraftvolle Möglichkeiten. Visualisierungen können auch sehr unterstützend bei der Heilung eines Herzens sein und unser vegetatives Nervensystem positiv beeinflussen.

Dr. R. Friedl schreibt: „Verschiedene Untersuchen haben gezeigt, das negative Gefühle wie Angst, Traurigkeit, Zorn und auch Sorgen die Kommunikation von Herz und Gehirn stören. Dann zeigt sich eine irreguläre Stresswelle, allein der Anblick macht nervös. Und so furchtbar wie es aussieht, fühlen wir uns, auch wenn wir negative Gefühle empfinden, unser inneres ist aus dem Takt. Es ist jedoch möglich, aus diesem Zustand auszusteigen und Herz und Gehirn in eine ausgeglichene, entspannte Verbindung zu bringen. Diesen Zustand bezeichnet man als Kohärenz, man könnte ihn auch Gleichklang nennen. Autonomes Nervensystem, Atmung, Gehirn und Herz synchronisieren sich und oszillieren (schwingen) auf harmonische Weise."

Nach den 20 Minuten besprach Dr. R. Friedl mit mir das Resultat auf dem Bildschirm. Hier war die Sinuskurve sichtbar, in einem grünen, blauen und roten Hintergrundbereich. Ich konnte genau sehen, wann ich bei der geführten Meditation etwas mehr Stress hatte und wann ich vollkommen entspannt war und eine harmonische Sinuskurve hatte. Die Schlussfolgerung war aber das mein Herz sich vor allem bis auf ein paar Ausnahmen im grünen Bereich bewegt, also mein Herz in einem gesunden Bereich sich befindet, indem ich in der Lage bin durch Atmung und Visualisierung meine Herzratenvariabilität
zu beeinflussen. Der blaue und rote Bereich, ist dann mehr der kritische und ungesunde Bereich, indem das Nervensystem nicht mehr richtig beeinflussbar ist. Die Messung der Herzratenvariabilität kann also folgende Vorteile haben: Durch das sichtbar machen in Form einer Kurve kann ich mein Stressmanagement optimieren bzw. erkennen, was mir mehr Stress macht!

Beispiel: Ich ärgere mich furchtbar über einen anderen Menschen und bin auf 180. Der Zustand sieht auf der Kurve dann chaotisch aus. Sie könnten sich in Form von der Atemübung, die ich beschrieben habe, selbst wieder beruhigen und sich - wie man so schön sagt - runterfahren. Das würde diese Messung sichtbar machen. Natürlich hätte das auch Einfluss auf Ihren Blutdruck, der höher oder niedriger wäre. Und wir alle wissen ja das hoher Blutdruck auf Dauer sehr schädlich ist!

Das heißt die Herzratenvariabilitätsmessung ist ein wunderbares Biofeedbacksystem, um mit inneren oder äußeren Einflüssen besser umgehen zu können. Heutzutage gibt es deswegen schon Armbanduhren, die solch eine Funktion beinhalten. Ansonsten wäre hilfreich, mal einen längeren Termin bei einem Kardiopsychologen zu nehmen um sich mit dieser Möglichkeit vertraut zu machen, bzw. zu wissen, was einem in stressreichen Situationen helfen kann. Diese Methode macht auch deutlich, dass das Herz eben nicht nur eine Pumpe ist, sondern sehr wohl auf psychische Einflüsse reagiert.

Je höher die Herzratenvariabilität also ist, desto schneller reagiert das Nervensystem auf Einflüsse, je niedriger, desto länger braucht es.

Deswegen zeigt die Messung dann auch, wie nicht nur der psychische, sondern auch physische Zustand ist.

Hier ein Bildausschnitt meiner Meditation bei Dr. Friedl. Man kann am Anfang die etwas chaotischen Stresskurven erkennen. Das kommt normalerweise auch im Verlauf eines Tages immer wieder vor.

Und dann ist zu erkennen, wie ich im Laufe der Meditation mehr in den Entspannungszustand komme und die Kurven harmonischer werden. Alles spielt sich mehr oder weniger im grünen Feld ab. Das besagt, dass mein Nervensystem in der Lage ist, Stress auszugleichen.

Findet diese Messung mehr im blauen oder roten Feld statt, ist die Herzratenvariabilität nicht mehr hoch genug. Das sieht man auch daran, dass die Kurve immer flacher wird. Dann kann das Nervensystem auf Veränderungen nicht mehr angemessen reagieren. Dann besteht Gefahr für die eigene Gesundheit.

Alles, was wir bisher in diesem Buch behandelt haben, dient der Erhöhung der Herzratenvariabilität.

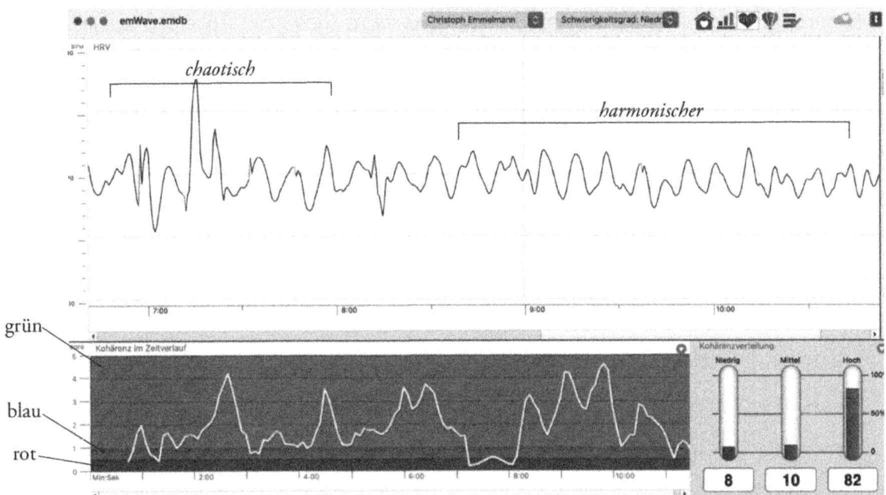

Je höher diese ist, umso gesünder sind wir. Gesunde Ernährung, ausreichend guter Schlaf, Entspannung und Atemübungen, moderate Bewegung und Humor helfen uns dabei. Das Leben und sich selbst nicht ganz so ernst zu nehmen, können uns und unsere Gesundheit unterstützen.

Ein Optimist ist ein Mensch,
der Dinge nicht so tragisch nimmt,
wie sie sind.
- Karl Valentin

Die allerbeste Möglichkeit, um den eigenen Stresslevel zu senken und die eigene Herzratenvariabilität zu verbessern, besteht darin, den eigenen psychischen Stress erst gar nicht aufkommen zu lassen. Wie aber soll das gehen, in der heutigen Zeit, in der alles immer schnelllebiger wird und die Anforderungen immer höher werden?

Leider haben die meisten Menschen die Tendenz, sich erst dann Gedanken über das eigene Leben und die eigene Gesundheit zu machen, wenn der Leidensdruck so groß wird, dass es in den gewohnten Bahnen nicht mehr weiter geht. Nicht selten zwingen eine Krankheit oder ein Schicksalsschlag die Menschen dann, ihr Leben vollkommen neu zu überdenken und neu zu gestalten. Es geht dann „Zurück auf Start".

Dann ist ein vollständiges Umdenken angesagt. Das ist für viele Menschen anfangs eine immens große Herausforderung, aber für die meisten rückblickend ein großer Gewinn, weil die Krise sie dazu gezwungen hat, sich damit auseinanderzusetzen, was ihnen wirklich wichtig war und ist. So erging es mir auch. Seit meiner ersten großen Lebenskrise vor gut 20 Jahren beschäftige ich mich regelmäßig mit mir selbst und damit, wie wir mit diesen Veränderungen konstruktiv umgehen können.

Ohne Verlangen

Eines der größten Geschenke, die es mir möglich machten, eine andere Haltung physischem und psychischem Stress gegenüber einzunehmen und dadurch meinen Stresslevel zu senken, war ein kleines Büchlein, das von dem Japaner Shozo Kajima[3] geschrieben worden war. Das Büchlein heißt „Motomenai". Das Verb „motomeru" in der Grundform (die Verneinungsform) heißt „Montomenai" hat viele Bedeutungen und Nuancen. Es steht für verlangen, begehren, fordern, wünschen und haben wollen. Es heißt aber auch erwerben und kaufen. In diesem wunderbaren Büchlein, welches man von hinten nach vorne lesen muss, ist in Form von Aphorismen, damit gemeint sind prägnantgeistreiche, in sich geschlossene Sinnsprüche in Prosa, die eine Erkenntnis, Erfahrung, Lebensweisheit vermitteln.

Der Autor bzw. die Übersetzerin verwendet das Wort „Motomenai" in dem Büchlein im Sinne von „**ohne Verlangen**". In seiner Einführung hat der Autor „ohne Verlangen" wie folgt darübergeschrieben:

„Von Anfang an möchte ich ein mögliches Missverständnis ausschließen. Wenn ich „ohne Verlangen“ spreche, gehe ich von der Voraussetzung aus, dass wir Menschen von Natur aus Wesen sind, die unbedingt begehren und verlangen. Nur im Eingeständnis dieser Tatsache hat es Sinn, über ein Leben ohne Verlangen nachzudenken.

Den Menschen sind vier lebenserhaltende Triebe eingepflanzt: Nahrungstrieb, Geschlechtstrieb, Selbsterhaltungstrieb und der Arterhaltungstrieb. Von diesen Trieben, die anscheinend allen Menschen zu eigen sind, geht ein Impuls zum Leben aus. Diese triebhaften Instinkte sind nicht negativ zu verstehen, sondern im Gegenteil positiv zu bewerten. Zu behaupten, man könne die fünf Sinnesfreuden oder irdischen Leidenschaften aufgeben, kommt einer Täuschung nahe. Dies kann niemand.

Es scheint mir entscheidend wichtig, dass unser Verlangen ganzheitlich von Körper und Geist gesteuert wird. Wenn der „Kopf“ die natürlichen Triebe des Körpers unter Kontrolle bringen will, entstehen abartige Wünsche. So kann es am Ende geschehen, das wir ungewollten, überflüssigen Dingen nachjagen. Ohne Verlangen zu leben, bedeutet nur, dass es möglich ist, ohne unnötiges wünschen und wollen auszukommen. Auf diese Weise bewegt sich das Leben fort und fort und erfüllt sich mit Freude. Diese Einsicht in die Wirklichkeit umzusetzen, ist jedoch schwieriger, als man denkt, weil der Kopf das natürliche Verlangen des Körpers ignoriert. Da muss man ein für sich richtiges Maß finden und ab und zu eine Pause einlegen. Manchmal reicht es schon, sich dieses Wort **„ohne Verlangen“** vorzusprechen.

Dann wirst du merken, wie du dich gleich besser fühlst. Alle verschiedenartigen Lebensformen streben vorwärts. Mit der ganzen Lebenskraft entfalten sich Blumen und Gräser. Schau dir den Stängel einer Feldblume an! Wenn sie Blüten hervorgebracht hat, wartet sie still auf die nächste Umwandlung. Das möchte ich mir abschauen und von den Gräsern lernen. Darüber denke ich oft nach. Sind das schöne Worte! Gerne möchte ich jetzt zurückkommen zum Anfang dieses Buches, wo das Herz zu uns gesprochen hat: „Es sagte, es mangelt mir an Liebe! Aber warum? Vielleicht finden wir in den Aphorismen eine Antwort dazu?

Ohne Verlangen - aus dem Zustand wird schweigen geboren. In dieser Stille quillt etwas aus deinem Inneren - es könnte Liebe sein. (Ob es wohl Liebe ist?)

Ohne Verlangen - so spürst du, wohin dein Herz dich zieht.

Ohne Verlangen - wird es friedlich in deinem Herzen

Ohne Verlangen - das lässt dir Augen aufgehen für das Wunder des Herzens.

Ohne Verlangen - so merkst du, dass es dir nichts ausmacht, nicht mehr erlangen zu wollen.

Ohne Verlangen - so wirst du aufhören, immer zu vergleichen (dich selbst mit anderen Menschen, Gegenwärtiges mit Vergangenem, Sachen und ihren Wert oder Haben und Nicht-Haben)

Ohne Verlangen - so wird dein inneres Potenzial erwachen. Das ist nämlich der Spaß an der Sache!

Ohne Verlangen - So wird ein echtes Lachen in dir aufbrechen (nicht ein Lachen, das höfliche Komplimente macht oder gefallen will). Es ist ein Lachen, das aus deiner Tiefe quillt, wenn du ganz eins mit dir bist.

Anstelle von Wünschen und Wollen wird Humor aus deinem Herzen quellen.

Ohne Verlangen - so wirst du langsam hinter den Menschen hergehen. Dann wirst du zum ersten Mal die Rückseite der anderen zu sehen bekommen. Die meisten Menschen treibt es vorwärts. Sie hetzen und rennen, bis sie außer Atem sind. Wenn sie dann eine Weile verschnauft haben, strampeln sie sogar noch schneller als zuvor. Du wirst dieses Spiel nicht mehr mitmachen wollen.

Ohne Verlangen - so brauchst du dich nicht mehr von der Meinung und den Gefühlen anderer Menschen abhängig zu machen. In diesem Sinne unabhängig zu sein, ist für dich ein enormer Pluspunkt.

Dieses Büchlein beinhaltet über 100 Aphorismen. Ich habe Ihnen die für mich am wertvollsten zitiert. Diese wenigen Worte haben mein Leben und meine Einstellung dem Leben gegenüber sehr stark beeinflusst. **Sie haben mir und meinem Herzen Halt gegeben.** Sie beinhalten das Potenzial zu einer ausgeglichenen Haltung im Leben. Bitte nehmen Sie sich etwas Zeit, vielleicht bei einem Spaziergang oder einer schönen Tasse Tee oder Kaffee die Worte „**Ohne Verlangen** „ auf sich wirken zu lassen. Beobachten Sie sich im Alltag, wie Ihr Geist ständig etwas will oder sich etwas wünscht.

Was macht das mit uns? Es versetzt uns in Stress. Ich habe vor längerer Zeit in einer großartigen Zeitschrift, auf der Vorderseite einen großartigen Slogan gelesen. Es hieß: „Kauf, du Arsch!“ Merken Sie etwas? Unser Leben besteht ständig aus Wünschen und Wollen. Die Industrie macht sich das zu Nutze. Aber ist es das wirklich, was unser Herz und unsere Gesundheit brauchen. Immer mehr? Mehr Anerkennung, mehr Liebe, mehr, mehr, mehr...........von Allem?!

Oder ist es vielmehr, das Einfache, Große in uns, das Leben selbst nach dem wir uns sehnen?

Wollen wir nicht alle die Lebendigkeit in uns selbst spüren? Gibt es nicht unendlich viele kleine feine Empfindungen jeden Tag, jeden Moment, die das Leben so unendlich schön und glücklich machen?

Ist es nicht interessant, dass die Dinge, die wirklich glücklich machen, nicht käuflich sind?

Als ich wieder von der Rehaklinik nach Hause kam, schnappte ich mir als erstes dieses kleine Büchlein, um mit dessen Hilfe Stück für Stück, Schritt für Schritt wieder inneren Frieden zu finden.

Ich machte dabei immer wieder die Erfahrung, dass wenn man wirklich dranblieb und ich mir Zeit dafür nehme, auf die wirklich wesentlichen Dinge zu schauen, dass es mir dann sogar gelang – und auch heute noch – immer wieder gelingt, auch dann inneren Frieden zu finden, wenn der Körper nicht im Gleichgewicht ist.

Häufig wollen wir das Leben anders haben, als es ist. Wir verlangen in der Regel dieses oder jenes, um Gefühle wie Einsamkeit, Traurigkeit, Wut oder Verlust nicht spüren zu müssen. Wir denken uns, dass hoffentlich bald dieses oder jenes besser ist. Wie bei einer Schmerztablette. Die nimmt man und innerhalb ein paar Minuten ist der Schmerz vorbei. Aber so funktioniert der innere Wandel nicht. Innerer Wandel und Besinnung auf das Wesentliche kann nur in einem Raum stattfinden, den ich selbst eröffne. **Hilfsmittel sind dafür eine ruhige Umgebung, Besinnung auf die Atmung und der Glaube das Heilung in mir selbst geschehen kann.** So gelang es mir, mein Verlangen herunterzuregulieren und mich auf mein Inneres zu fokussieren. Da ich keine Erwartungen mehr an mich hatte und „ohne Verlangen“ war, war ich endlich frei davon, Ergebnisse erzielen zu müssen.

Ich sprach mit meinem Herzen, stellt mir hilfreiche innere Bilder vor (welche ein Geschenk sein können) und praktizierte meine Atemübungen. Das alles machte ich immer und immer wieder. Ohne Zeitdruck. Immer dann, wenn ich den Wunsch hatte, Frieden in mir aufkommen zu lassen. Und was passierte? Durch die regelmäßige Entspannung, ganz stressfrei ohne Druck, wurde meine Herzfrequenz harmonischer. Ich konnte deutlich am EKG erkennen, dass meine Herzrhythmusstörungen besser wurden und sich mein hoher Puls beruhigte. Ich wurde wieder fröhlicher und begann sogar öfters im Auto zu singen. „Ohne Verlangen", ohne Wünsche zu sein, ist meiner Meinung nach ein entscheidender Schlüssel, den eigenen Körper, den Geist und die Seele wieder Richtung Selbstheilung zu bringen.

Sicherlich gibt es Menschen, bei denen eine unheilbare Krankheit vorliegt, dass es nicht möglich ist, sich selbst zu heilen. Aber ich weiß aus eigener Erfahrung und auch von vielen Seminarteilnehmern, die ich begleiten durfte, das auch manchmal dies möglich ist. Und noch eins weiß ich: Es ist nicht nur für wenige möglich, sondern für viele Menschen. Eine Haltung, bei der wir die Selbstheilungskräfte mit einbeziehen würden, würde meiner Meinung nach auch der ganzen Menschheit helfen.

Ohne Verlangen – so wirst du spüren,
wie dein inneres Gleichgewicht sich wieder einstellt.
- Shozo Kajima

„Wenn das so einfach wäre", denken Sie sich jetzt vielleicht.
Und dass zu Recht!

Von der Belastung zur Ressource

Wenn man mit dem Herzen zu tun hat, hat man oft was auf dem Herzen. Was ist das, was man auf dem Herzen hat? Ist es vielleicht das, sich mal was vom Herzen reden können. Sich etwas von der Seele reden können? Einfach mal ehrlich zugeben können, wie sich eine Situation darstellt. Einfach mal ohne Angst vor Ablehnung erzählen, welche Sorgen da sind. Wer hat diesen Wunsch nicht. Aber wo finden wir Gehör, unserer Sorgen, Ängste, Gefühle, Ohnmacht, Trauer, Resignation ausdrücken zu können, gehört zu werden?

Oft denkt man, man kann das Umfeld nicht dauernd belasten, muss weiterhin stark sein. Wir möchten nicht, dass sich unsere Angehörigen Sorgen machen. Besonders nach einer Herzoperation oder anderen schweren gesundheitlichen Krisen dreht sich im Alltag alles um die aktuellen gesundheitlichen Probleme. Die Gedanken drehen sich im Karussell. Und davon abgesehen können sich andere Menschen, die Ehepartner oder Angehörige oft gar nicht in die Situation hineinversetzen. Wie es sich anfühlt, Probleme mit dem Herzen zu haben wird man erst verstehen, wenn man selbst einmal unter Herzschmerz gelitten hat.

Als Betroffener weiß man, dass es häufig extreme Schwankungen der Befindlichkeiten im Alltag gibt. An einem Tag hat man das Gefühl, dass alles nur noch besser wird. Am nächsten Tag fühlt es sich so an, als wenn es niemals bergauf gehen würde. Es ist ein ständiges Auf und Ab mit Empfindungen. Der Geist kreist um Gedanken, wie es mit einer so instabilen Gesundheit in der Zukunft weitergeht, vielleicht Konflikte mit Angehörigen auf einen zukommen könnten und wie Probleme mit solchen Menschen gelöst werden können, die möglicherweise daran beteiligt sind, dass sich eine solche Herzerkrankung eingestellt hat.

Das lastet oft schwer auf Körper und Seele.

Was hat meinem Herzen geholfen? Was meinem Körper meiner Seele? Mir hat ein Bierfahrer geholfen. Wie? Was? Ein Bierfahrer?! Ja ein Bierfahrer. Der lag mit mir zusammen nach der Herz OP in einem Zimmer. Er war und ist ein Geschenk des Lebens an mich.

Auch ihn hatte eine Herzoperation im Leben zurückgeworfen oder aus meiner Sicht eher eine Chance gegeben, vieles zu überdenken und aufzuarbeiten. Das Besondere an unserer Freundschaft, die sich im Laufe der Zeit aufgebaut hat, ist, dass wir genau hinhören, was der andere zu sagen hat! Wir hören hin, was ihn belastet, was sich im Rahmen der Herzoperation Neues ergeben hat. Und noch viel wichtiger ist: Wir verstehen einander, weil wir auf der gleichen Ebene miteinander sprechen. Wir schenken uns gegenseitig Aufmerksamkeit. Etwas, was so häufig fehlt in einer Begegnung. Aber nicht nur in Bezug auf eine schwere Operation wäre es hilfreich, einen Menschen zu haben, der wirklich in der Lage ist sich auf derselben Ebene einzuschwingen, bzw. Verständnis zu haben für die jeweilige Situation, die einem am Herzen liegt, bzw. das Herz schwer belastet. Gott sei Dank habe ich liebevolle Menschen in meinem Leben, die mir nahestehen und die mich verstehen und achtsam sind. Aber das Besondere an der Beziehung zu meinem Bierfahrer ist, dass er Ähnliches erlebt hat wie ich. Wir wissen, von was der andere spricht, wenn er von seinen Todesängsten erzählt, die ihn vor der Herz OP rund um die Uhr begleiten und die erste Zeit nach der OP natürlich auch noch quälen und begleiten.

Unser Herz braucht einen Seelenfreund, Seelenfreunde. Dabei spielt es keine Rolle, ob man operiert wurde oder nicht. Aber wir alle brauchen jemanden, der mit dem Herzen spricht. Jemanden, der hinhört, was das andere Herz zu sagen hat.

Wir alle brauchen von Zeit zu Zeit ein Gespräch von Herz zu Herz. Einen Austausch, bei dem dass, was besprochen wird, nicht bewertet wird. Einfach da sein, für einen anderen. Mit offenen Ohren und einem offenen Herz. Dass tut dem Herzen gut!

Das passiert auch in der Psychokardiologie. Leider hat die- oder derjenige Psychologe, der zuhört keine wirkliche Expertise vom Herzen. Und derjenige, der vom Herzen Ahnung hat, keine psychologische Expertise oder hat keine Zeit.

Deswegen gibt es wunderbare Herzgruppen, die ich gerade den Menschen sehr empfehlen kann, die auf sich allein gestellt sind. (Infos dazu im Hinterteil des Buches).

Was meinem Herzen aber auch noch eine große Hilfe war, ist eine Technik, die ich schon lange in meinem Leben anwende und auch Seminarteilnehmern oder Menschen, die ich als Coach begleitet habe, sehr geholfen hat. Da ich ein sehr pragmatischer Mensch bin, haben mich immer Techniken begeistert, die einfach anzuwenden sind und für die man nicht studiert haben muss. Die Basis dieser Technik besteht darin, darüber nachzudenken, was einem im Leben Kraft gibt oder Kraft nimmt. Energie nimmt oder Energie gibt.

Gerne erzähle ich Ihnen von einem persönlichen Beispiel: Gerne bin ich im Wald unterwegs, um die frische Luft zu genießen und meine tägliche Bewegung zu haben. Was mir bei dieser regelmäßigen Bewegungseinheit besonders viel Kraft gibt, ist der wunderbare Sauerstoff, das Vogelgezwitscher, die malerischen kraftvollen Bäume und die schönen Farben, die überall in der Natur zu finden sind. Was mir dabei aber Kraft nimmt ist, wenn ich circa 70 % der Zeit im Wald damit verbringe, über meine Probleme nachzudenken. Wie soll ich mich im Wald erholen, wenn mein Verstand ständig zwischen Vergangenheit und Zukunft hin- und herspringt? Schließlich mache ich den Waldspaziergang, um meine Seele in der Natur zu baden. Es soll erholsam sein, was ich da mache, oder was meinen Sie? Also habe ich mich schon so oft in meinem Leben darauf besonnen, diese wunderbare Technik einzusetzen, um in Frieden meinen Waldspaziergang machen zu können und danach erholt zu sein. Wie funktioniert die Technik?

Stellen Sie sich vor, Sie sind auf einer Reise (was ja der Wahrheit entspricht. Schließlich sind wir auf einer Lebensreise) und Sie haben zwei Koffer dabei.

Der eine Koffer ist dafür da, solche Dinge hinzupacken, die Ihnen Kraft nehmen und nicht mehr gebraucht werden. Das könnten alle Sorgen sein, die Sie haben, all jene Menschen, die Ihnen nicht guttun, alle Leiden, die Sie wahrnehmen, alles Alte, was Sie für Ihr Leben nicht mehr benötigen. Genauso gut können Sie auch alle Konflikte mit sich selbst und anderen in den Koffer packen. Damit Sie genau wissen, was Sie in diesen Koffer tun, nehmen Sie ein Blatt Papier und schreiben sich auf das Papier eine Liste mit allen Dingen, die Ihnen Kraft nehmen. Vielleicht steht dann auf der Liste zu viel rauchen, zu viel Arbeit, zu viel Streit, zu viel Stress oder zu viel Schuldgefühle.

Sie können alles, aber wirklich alles in den Koffer packen, was Ihnen nicht mehr dienlich erscheint in Ihrem Leben.Jetzt ist der andere Koffer dran: Auch hier nehmen Sie ein Papier und schreiben eine Liste aber mit all den Dingen, Umständen und Situationen, die Ihnen Kraft

geben. Zum Beispiel gute Gespräche mit einem Freund oder leckeres Essen kochen mit frischen Zutaten. Schreiben Sie all die Möglichkeiten, die Sie haben und die Ihnen Spaß machen. Dazu können auch solche Dinge gehören, die vielleicht trotz eines Handicaps möglich sind. Auch hier möchte ich Ihnen ein Beispiel geben. Bei meinem Konkurs damals, als ich die erste Herzoperation hatte, war ich nach der Rehaklinik ohne Geld und ohne Wohnung. Ich stand auf der Straße. Mit meinem letzten Geld kaufte ich mir ein kleines Zelt und ging an den Ammersee und verbrachte dort vier Monate am Zeltplatz. Auch damals machte ich diese Übung. Ich nahm ein Blatt Papier, machte ein Pluszeichen obendrauf und ein Minuszeichen und einen Strich dazwischen.

Auf die linke Seite schrieb ich, was mir Kraft gibt und ich in meiner Situation noch machen konnte, und rechts was mir Kraft nimmt und ich sowieso nicht realisieren konnte. Auf der linken Spalte stand zum Beispiel, was mir Kraft gibt: Bewegen, lachen, schlafen, gute Freunde anrufen, neue Ideen haben, etc. Auf der rechten Spalte stand zum Beispiel: Kein Geld für eine Wohnung haben. Keinen Job mehr haben. Psychisch labil sein.

Das Gute an dieser Aufstellung war, dass ich mir endlich einen Überblick verschaffte über die Dinge, die mich stärkten und alles, was mir Kraft raubt. Vorher schwirrten all meine Gedanken wirr im Kopf umher. Ich fühlte mich buchstäblich, wie man in Bayern sagt: Wie ein Fanderl im Wind! Mal kommt der Wind aus der einen Richtung. Mal aus der anderen Richtung. Mal ist windstill. Das ist ein Zustand zum verrückt werden. Keine Bodenhaftung mehr. So geht es vielen Menschen, die von schweren Schicksalsschlägen betroffen sind.

Deshalb musste ich meine Gedanken ordnen und mich auf das Wesentliche konzentrieren. Auf das, was mich im Leben aufbaut und nicht auf das, was mich abbaut. Das ist das Entscheidende.

Ich ordnete dann das, was ich aufgeschrieben hatte nach Prioritäten und nahm mir eines nach dem anderen vor, um es zu verändern. Zum Beispiel schloss ich Beziehungen zu Menschen ab, die mir Kraft nahmen und konzentrierte mich auf Menschen, die mir Kraft gaben. Ich entrümpelte meine Vergangenheit von Sachen, Möbeln und Unterlagen, die ich nicht mehr brauchte. Ich befreite mich so gut es ging und möglich war von allen Lasten, die auf mir lasteten.

Das geht nicht von heute auf morgen. Aber jetzt kommen wieder die Koffer ins Spiel. Ich packte alles gedanklich in diese zwei Koffer. Das, was mir Kraft nahm und auf meiner Liste stand und das, was mir Kraft gab und auf meiner Liste stand. Das Schöne bei dieser Übung ist, dass man beide Koffer abstellen kann. Das ist Freiheit pur. Zumindest empfand ich das so. Ich hatte und habe auch heute noch die Möglichkeit, alles, was ich mit mir selbst herumschleppe, abzustellen. All die Last abzustellen. Dass, was ich glaubte, brauchen zu müssen in der Zukunft und das, was ich glaubte, gebraucht zu haben. Sie können sich gar nicht vorstellen, welche Freiheit dieser Gedanke dieses Bild in mir erzeugte. Das Schöne ist, dass ich die Koffer jederzeit wieder zu mir nehmen und weitergehen kann mit ihnen. Aber manchmal gibt es im Leben Momente, da ist es sehr förderlich, sich eine Auszeit zu nehmen. Ich persönlich tue das immer dann, wenn ich zu sehr einer Belastung ausgesetzt bin. Dann setze ich die Koffer immer wieder mal ab und gebe die Vorstellung auf, dass es nicht ohne dieses oder jenes im Leben geht.

So habe ich mir zum Beispiel angewöhnt, vor meinem Waldspaziergang am Parkplatz die Koffer abzustellen, um mich auf das Jetzt und hier einzulassen. Auf die wundervollen Bäume, die schönen Farben, das Zwitschern der Vögel und die Bewegung. Jeden Schritt zu spüren, jeden Atemzug zu genießen.... Eben das Leben zu genießen. Das war Heilung pur. Die Anlage zur Heilung ist in uns. Lasst sie geschehen.

Essenz: Ressourcen sind allgegenwärtig. Sie zu nutzen ist eine Entscheidung.

Kohärenz im täglichen Leben

Ich habe einen guten Freund, der dazu neigt, im Straßenverkehr sehr dicht aufzufahren. Dabei wird er eine ganze Kaskade an Schimpfwörtern und Beleidigungen los, wenn andere Autofahrer nicht so fahren, wie es nach seiner Meinung sein sollte. Wenn ich dieses Schauspiel beobachte, kann ich sehen, dass er einen hochroten Kopf bekommt und seine Laune eher die eines streitsüchtigen Menschen gleicht. Ich versuche, das dann meist etwas zu entschärfen und schimpfe mit und sage, dass der Autofahrer vor ihm bzw. uns, viel zu dicht auffährt. Und was diesem Esel überhaupt einfällt. (Diese Humortechnik ist eine paradoxe Intervention). Ich mache das deswegen, weil es sonst schwer aushaltbar ist, bei dem Stresslevel meines Freundes mit ihm mitzufahren, ohne selbst in Stress zu kommen. Aber genau das will ich! Ich fahre nicht bei einem anderen Menschen mit, um Stress zu haben! Würde man bei diesen Wutanfällen im Auto den Blutdruck und Puls messen, wären hier keine hilfreichen Messergebnisse zu erwarten, sondern der Sympathikus meines Nervensystems, der für körperliche und geistige Leistungen zuständig ist, würde dafür sorgen, dass das Herz schneller und kräftiger schlägt, die Atmung beschleunigt wird und die Atemwege erweitert werden, so dass der Körper mehr Sauerstoff aufnehmen und transportieren kann. Das ist eine sinnvolle Einrichtung der Natur, um in Gefahrensituationen oder wenn man Leistung bringen will oder muss zum Beispiel im Berufsleben, das auch leisten zu können. Gefährlich wird es nur wenn sich dieses Geschehen verselbstständigt und chronisch wird und man nicht mehr in der Lage ist, selbst auf die Bremse zu treten. Solche Störungen wie in diesem Beispiel könnte man auch als Botschaft verstehen, selbst Verantwortung für seine Gesundheit zu übernehmen bzw. sein Wohlbefinden. Wenn es bei einem schon ein Automatismus geworden ist, sich über alle möglichen Kleinigkeiten im Leben aufzuregen, wird irgendwann der Punkt erreicht sein, an dem unser System, das nicht mehr kompensieren kann und dann durch eine Krankheit signalisiert, dass es Hilfe und Unterstützung braucht. Wichtig ist, dass wir unser eigenes autonomes Nervensystem irgendwann wahrnehmen und lernen es zu beeinflussen, bevor es zu spät ist. Dieses irgendwann merken bezieht sich vor allem auf die Fähigkeit, den Sympathikus zu bremsen, bzw. bremsen zu können. Und das bedeutet vor allem auch, den Parasympathikus (jenen Teil des Nervensystems, der hemmend wirkt, die Herzfrequenz und Herzkraft senkt und die Erregung verlangsamt) zu stärken und das ohne großen Aufwand und zur jederzeit. Hier steht uns ein wunderbares körpereigenes Instrument zur Verfügung: die Atmung, vor allem das kohärente Atmen. Das durfte ich schon vor vielen Jahren im Zuge meiner Trainertätigkeit erlernen. Das Gute daran ist: es kann jeder ohne großen Aufwand erlernen und jederzeit praktizieren. Sogar im Auto, wenn man sich schon wieder über andere aufregt.

Wir tun gut daran, diese einfache Atmung zu erlernen, sie anzuwenden und weiterzugeben. Warum? Wir alle wollen und suchen ein gutes friedvolles Leben. Den meisten Menschen ist aber nicht bewusst, dass dies vor allem von unserer Atmung abhängt. Sind wir in der Lage unsere Atmung wahrzunehmen und zu steuern, steuern wir unser Leben.

Wir sind Steuerfrau und Steuermann unseres eigenen Lebens. Unser ganzes menschliche System ist davon abhängig. Körper, Geist und Seele sind im Gleichgewicht wenn wir unsere Atmung richtig einsetzen. Die Atmung ist der Gradmesser unserer Stimmung und ein untrüglicher Indikator für unseren inneren Zustand. Sobald die Atmung beschleunigt, verstärkt sich die Aktivität des Herzens und hat eine Stressreaktion zur Folge. Wirkliche Kohärenz (beschreibt einen Zustand, in dem alles stimmig ist, und das entsprechende Gefühl sorgt für eine innere Ausgeglichenheit und ein optimistisches Selbstbild) kann nur durch die Atmung, sprich unsere Lungen geschehen. Erinnern sie sich, wie ich mir bei der geführten Meditation bei dem Herzchirurgen Dr. Friedl vorstellen sollte, dass meine Lungen beim Einatmen mit dem Herz kuscheln bzw. das Herz beim Einatmen kurz berührt wird durch die Lungen?! Wir geben unserem Atmen leider viel zu wenig Aufmerksamkeit, obwohl er der Schlüssel für Freude, Frieden und Liebe ist.

Das mir meine Atmung mittlerweile liebevoller Freund und Begleiter geworden ist, möchte ich Ihnen an dieser Stelle noch zusätzlich zur Nasenatmung, die wir beim Kapitel der Zugang zu meinem Herzen kennen gelernt haben, die Kohärente Atmung (selbstregulierendes System, synchronisieren von unterschiedlichen Frequenzen) vorstellen, die so entscheidend ist, um seine Herzratenvariabilität zu beeinflussen und damit die Psychokardiologie zu beeinflussen.

Kohärentes Atmen - Kurzeinführung

Die Grundregeln beim Kohärenten Atmen sind:
Ein und Ausatmen sind gleich lang.
Geatmet wird hauptsächlich durch die Nase.
Der Atemrhythmus bewegt sich zwischen 3-6 Atemzügen.
Das Atemvolumen ist nicht tief, nicht flach, sondern mittel.
Die Ausatmung ist entspannt.
Setzen Sie sich bequem an ein ruhiges Plätzchen und probieren Sie diese Atemmethode einfach spielerisch mal aus.

Atmen Sie über die Nase 3-6 Sekunden ein und 3-6 Sekunden wieder aus. Am besten zählen Sie am Anfang die Sekunden innerlich mit. Ich persönlich hatte die Übung damals mit 5 ein und 5 aus begonnen. Dabei habe ich über die Nase eingeatmet und bis 5 gezählt und durch die Nase ausgeatmet und bis 5 gezählt. Zwischen den Atemzügen wird keine Pause gemacht. Versuchen Sie so zu atmen, dass Sie keinerlei Anstrengung verspüren.

Das Einatmen ist mit etwas muskulärer Anspannung verbunden und das Ausatmen entlässt diese Anspannung wieder.

Beginnen Sie mit 5 Minuten kohärenter Atmung und praktizieren Sie so regelmäßig wie möglich.

Beobachten Sie, wie Sie sich danach fühlen, ohne es zu bewerten.

Üben Sie wenn möglich regelmäßig morgens oder abends. Ich persönlich mache die Übungen gerne morgens und abends im Bett). Setzen Sie die kohärente Atmung immer dann ein, wenn Sie ein kleines Zeitfenster im Alltag haben.

Die Einführung zur kohärenten Atmung habe ich bewusst einfach und kurz gehalten. Es gäbe hier noch so viel Spannendes über diese Atemtechnik zu schreiben. Ich möchte aber lieber die Neugier in Ihnen wecken, denn diese einfache Art der Atmung hat eine riesige Auswirkung auf die Gesundheit. Ich möchte Ihnen hier auch gerne ein wunderbares Buch von einem bekannten Spezialisten empfehlen. Bei ihm habe ich das kohärente Atmen in der Gruppe gelernt. Es war nicht nur für jeden einzelnen Teilnehmer ein Erlebnis der besonderen Art, sondern für die ganze Gruppe. Atem verbindet, befreit und führt zusammen. Das war auch immer deutlich in Form von einer ausgelassenen freudigen entspannten Stimmung spürbar.

Seelische Kohärenz

Wie beschrieben, war es mir sogar möglich, im Alltag die kohärente Atmung zu integrieren. Mir fiel auf, dass ich dadurch nicht nur physisch ruhiger wurde, sondern meine Gedankenflut zum Erliegen kam. Meine Gedanken spielten nicht mehr so verrückt. Im Buddhismus wird eine übermäßige Aktivität unseres unruhigen Geistes „Affengeschnatter“ genannt. So wie ein Haufen aufgescheuchter Affen ist auch unser Geist tendenziell eher sehr ruhelos. Das wiederum führt dazu, dass unser Nervensystem sehr oft überfordert wird.

Vielleicht haben Sie auch so einen Geist, der alles kommentiert und bewertet. Aber was hat mein Geist geschnattert und wie häufig er sich in Sorgen verloren hat, als ich meine Eltern betreut habe, werden Sie sich bestimmt vorstellen können, wenn Sie in einer ähnlichen Situation sind. Mein Geist konnte mir haarklein erzählen, welche Probleme auf mich zukommen würden.

Aber mal ehrlich: wer weiß schon wirklich, ob diese Probleme auch eintreten? Oder habe ich nur angenommen, dass diese Probleme eintreten könnten?

Das ist die entscheidende Frage. Als ich vor ca. 20 Jahren alles verloren hatte nach meinem Konkurs, eine Scheidung und Herzoperation hatte habe ich mir die größten Sorgen gemacht. Heute weiß ich, dass alles, was damals passiert ist, ein Sprungbrett für eine bessere Zukunft war. Ich habe einen neuen Job begonnen, der mir Spaß machte. Ich habe eine wunderbare neue Lebenspartnerin kennengelernt, war viel unterwegs und habe interessante Menschen und Länder kennengelernt. Die gedachten Sorgen sind nicht eingetreten.

Die meisten Menschen, die ich kenne, haben diese Erfahrung auch schon gemacht. Sie haben in ihrer Fantasie Horrorszenarien über die eigene Zukunft entwickelt. Und häufig sind die Sorgen, die sie sich gemacht haben, nicht eingetreten. Das Ganze ist meist anders ausgegangen als angenommen und vorgestellt. Trotzdem macht uns oft das Affengeschnatter das Leben schwer, besonders wenn man in einer Lebenskrise steckt.

Durch die kohärente Atmung gelang mir immer öfters, mir meinen unruhigen Geist bezüglich meiner Sorgen um meine weitere Zukunft anzuschauen und einige hilfreiche Überlistungsstrategien durchzuführen, die mir halfen, meine Urängste ins Gleichgewicht zu bringen.

Wir machen uns Sorgen um alle möglichen Sachen und Situationen im Leben, die niemals eintreten, aber trotzdem unser System als reale Gefährdung sehen und mit dementsprechenden Aktionen, wie Bluthochdruck oder Übersäuerung des Körpers (ich bin sauer) reagieren. Depressionen sind dann nicht weit. Auch Panikzustände und Herzprobleme melden sich. Wenn wir durch die Atmung unser System beruhigen können, können wir mehr als innerer Beobachter fungieren und alles viel objektiver einschätzen.

Objektiver Beobachter meiner chaotischen Gedanken und daraus entstehenden Sorgen

Als Objektiver Beobachter könnte ich zum Beispiel meine Sorgen bewerten. Ich könnte mir eine gedankliche Skala machen von 0 - 10, 0 wäre gar nicht schlimm, 10 wäre übermäßig schlimm und könnte das Problem auf der Skala einen Platz geben. Meine Herzrhythmusstörungen waren am Anfang nach der Rehaklinik 9 und sind jetzt noch 5. Ein Erfolg! Wie fühlt sich das an?
Es fühlt sich gut an. Das Problem unserer Sorgen sind nicht die Gedanken an und für sich, sondern dass die Sorgen sich verselbstständigen und noch mehr Schaden anrichten. Das hängt damit zusammen, dass wir oft mit anderen Menschen darüber reden, die dann oft ins gleiche Horn blasen. Oder wir steigern uns so sehr in unsere Gedanken hinein, dass sich der ganze Mensch als ein einziges Problem anfühlt.

Sie wissen zwar jetzt schon durch den Humorteil, wie Sie aus der Nummer rauskommen, nur diese Übung hat mir wirklich einen Bärendienst erwiesen. Noch heute gehe ich so vor mit meinen Sorgen.

Eine weitere Strategie ist ebenfalls sehr hilfreich: Was ist das Schlimmste, was mir passieren könnte? Wenn wir diese Frage realistisch beantworten, erkennen wir, dass es gar nicht so schlimm um uns oder die Situation bestellt ist. Wir merken, dass es gar nicht so schlimm sein kann, wie der Geist es uns einreden möchte. Und wir erkennen auch, dass wir es selbst oder mit Hilfe anderer bewältigen könnten.

Wir können uns dann auch noch die folgende Frage stellen: Was sind wirklich richtige Sorgen? Auf dieser Welt gibt es so viel Leid und Elend, dass sich unsere Sorgen schnell relativieren, wenn wir sie mit dem Leid anderer Menschen vergleichen. Auf diese Weise können wir sehr schnell und wirksam unser Gedankenchaos im Kopf beschwichtigen und die entsprechende Situation richtig bewerten, so dass wir uns auf Dauer nicht gedanklich überfordern. Immer mehr können wir so auch in Lösungen denken, weil wir nicht so viel Energie für Sorgen verbrauchen.

So können wir dann auch lernen, mit unserem Geist zu sprechen und bei sorgenvollen Gedanken zu uns selbst sagen: „Ich kann das Bewältigen, indem ich......“. „Ich kann das schaffen, indem ich.“. „Ich kann das Problem lösen indem ich.......!“ Wir können also selbst besonnen und mit ruhigen Worten auf uns einwirken. Wir können das nicht nur mit anderen Menschen machen, sondern mit uns selbst.

Wenn Ihnen eine gute Freundin oder guter Freud von ihren Sorgen erzählen, werden Sie vermutlich auch alles versuchen, um ihnen zu helfen. Lassen Sie uns es mit uns selbst genauso machen. Wir sollten uns wie unseren besten Freund/in behandeln. Wir sollten mit uns selbst mehr Mitgefühl haben, also viel mitfühlender sein, als wir es bislang sind.

Wir können uns fragen: „Wie kann ich dir helfen? Machst du dir Sorgen, hast du Angst. Lass uns nachdenken, wie ich dir helfen kann.“

Unser Geist ist nicht unser Feind. Er ist nur ab und zu außer Kontrolle. Unser Geist hat eine Angewohnheit, die so weit verbreitet ist wie das Unkraut in der Natur. Unser Geist ist oft in der Vergangenheit und in der Zukunft. Unsere Sorgenvollen Gedanken dabei sind oft ausschließlich in der Zukunft, die noch nicht stattgefunden hat. Unser Geist ist aber nicht da, um in der Vergangenheit zu kramen oder sich Sorgen, um die Zukunft zu machen. Er ist zum Handeln gemacht! Was kann ich jetzt tun? Was kann ich jetzt tun, um mein Leben heute zu verbessern! Je mehr wir diese Fragestellungen verwenden, desto mehr kommen wir im „Jetzt“ an. Und nur im Jetzt können wir mehr

Wohlbefinden erlangen. Verbessere ich meine heutige Situation, bin ich morgen ein kleines bisschen ein anderer Mensch. Letztlich werden wir dadurch ein kleines Stück wie die Kinder, beweglich und neugierig. Das Schöne ist, unser Herz liebt Bewegung und Abenteuer!

Essenz: Je kohärenter meine Atmung, je kohärenter ist mein seelischer Zustand, und umso größer die Lust aufs Leben!

Mitgefühl, das größte Geschenk

Sie kennen bestimmt die Situation, wenn Bettler auf der Straße sitzen und die Hand aufhalten. Was empfinden Sie dabei? Wie fällt Ihr Urteil aus?

Denken Sie, dass dieses Pack arbeiten soll? Oder haben Sie das Gefühl, dass er zu jung ist, um sich auf die Straße zum Betteln zu setzen? Oder sehen Sie den Menschen im Vordergrund und fragen Sie ihn oder sie, ob sie etwas brauchen? Unterhalten Sie sich mit diesem Menschen, um den wahren Grund zu erfahren, warum er auf der Straße sitzt? Unterhalten Sie sich mit ihm oder ihr?

Bei meiner Reise nach New York mit meinen Freunden war ich sehr angenehm überrascht, dass hier in dieser Stadt die Bettler so zum Straßenbild und zur Gemeinschaft gehören, wie alle anderen auch. Bei uns in Deutschland werden Bettler oft mehr, wie Aussätzige betrachtet und behandelt. In New York ist es ganz normal, dass jeder Bettler/in von fast jedem etwas bekommt. Das war zumindest meine Beobachtung. Und eine Frau in der Metro sagte uns, dass die Bettler auch zu uns gehören. Sie meinte die Gesellschaft damit. Wachsen wir alle nicht in einem Umfeld auf, das wir uns nicht ausgesucht haben? Erfahren wir dadurch nicht alle Umstände, die wir gar nicht wollen. Werden wir durch diese

Umstände nicht ein Stück zu hart, wenn wir nicht aufpassen.

Wir müssen im Kindergarten, in der Schule, im Beruf und in der Familie und Gesellschaft funktionieren. Und so kommt es auf einmal, dass wir kämpfen, um zu bestehen. Wir kämpfen im Außen und mit uns selbst. Wie viel Mitgefühl entwickeln wir dadurch? Ich würde sagen, herzlich wenig. Ich kann mich noch sehr genau daran erinnern, als ich mit meiner Firma in Konkurs ging. In meinem Umfeld gingen alle auf mich los, als wäre ich ein Verbrecher. Nur wenige wollten und konnten sich in meine Lage versetzen, geschweige mich zu fragen, wie diese Situation zustande kam. Konkurs ist gesellschaftlich nicht akzeptanzfähig.

„Der Mensch ist guad,
de Leit san schlecht".
- Karl Valentin

Was Karl Valentin wohl damit gemeint hat?

Haben wir gelernt, Mitgefühl zu entwickeln. Es ist ein Geschenk des Lebens, diese Fähigkeit zu besitzen und zu kultivieren. Wenn wir Mitgefühl im Leben für uns selbst haben oder langsam entwickeln können, werden wir spüren, dass unser Herz immer weicher wird. Mit weicher meine ich unser physisches Herz selbst und unser herzliches Verhalten. Das schließt nicht nur das Mitgefühl für anderen mit ein, sondern vor allem auch für uns selbst. Wenn wir anfangen, uns für unser Innenleben zu öffnen, brauchen wir uns selbst nicht mehr so erniedrigen. Wir brauchen uns nicht anderweitig mit Rauchen, Alkohol trinken, Süßigkeiten essen, fernsehen oder Beruhigungsmitteln betäuben.

Woher ich das weiß? Von mir selbst. Und unter anderem aus den Beobachtungen in der Rehaklinik. Was glauben Sie, was da jeden Tag aufgefüllt wird? Alkohol, Süßigkeiten, Kuchenbuffet, Zigaretten. Schlaftabletten und Beruhigungspillen, die verteilt werden, sind Standard.

Mitgefühl zu uns selbst und mit uns selbst schließt mit ein, mit uns gut umzugehen. Und wenn ich mit mir selbst gut umgehe, werde ich auch automatisch mit anderen besser umgehen. Es geht um das Gefühl. Wie kann ich mich selbst wieder mehr fühlen?

Bitte legen Sie an einem ruhigen Ort ihre Hände auf Ihr Herz und fühlen Sie die Wärme Ihrer Berührung. Sagen Sie vielleicht solche Worte wie „Ich nehme mich so an, wie ich bin" Wiederholen Sie diesen Satz ruhig öfters. **Der Schlüssel zu mehr Mitgefühl ist, sich selbst mit seiner ganzen Geschichte anzunehmen.**

Wenn ich meine Geschichte in der ich Hauptdarsteller/in bin, annehme wie sie war und ist, kann ich anfangen wenn ich das möchte, eine neue Geschichte zu leben, die aus dem Herzen kommt. Früher als Kinder haben wir uns so zum Ausdruck gebracht, wie wir wollten. Ein ganzer Strauß an Gefühlen. Freude, Ärger, Wut, Hass, Enttäuschung, Angst, Mut, Traurigkeit, Spaß und noch viel mehr. Alle Gefühle steckten in uns und wir wollten einfach zum Ausdruck bringen, was wir gerade fühlen. Doch dann wurden wir von außen bewertet. Mutter, Vater oder beide sagten vielleicht: „Wenn du so wütend bist, mag ich dich nicht." Wütende Kinder sind nicht gut. In der Schule hat Wut auch keinen Platz. Und so unterdrücken wir dann Gefühle und bekommen vielleicht Angst, nicht genug zu sein und verhalten uns genauso, wie es andere von uns erwarten. Dabei bemerken wir aber nicht, dass sich in uns diese Unterdrückung verselbstständigt. Es wird ein von uns abgespaltenes Gefühl. Wir kommen aus dem Gleichgewicht. Mitgefühl hat die Fähigkeit, dass wir wieder ja sagen zu diesen Gefühlen. Diese unterdrückten Gefühle dürfen heilen.

Essenz: Mitgefühl heilt. Am besten fangen wir bei uns an und fragen uns: „Warum bin ich krank, oder aus dem Gleichgewicht?" oder „Wozu bin ich krank, oder aus dem Gleichgewicht?"

Wenn wir Rad fahren oder schwimmen lernen, brauchen wir Hilfe. Meist sind es die Eltern, die uns darin unterstützen, unser Gleichgewicht zu trainieren, damit wir nicht umfallen. Bei mir hat mein Vater geholfen. Immer und immer wieder hat er darauf geachtet, dass ich nicht umfalle, was dann doch manchmal geschah. Wir haben aber unermüdlich weiter geübt. Wir wollten so aufrecht fahren können wie die Erwachsenen ohne Stützräder.

Schwimmen zu lernen war für mich heute gefühlt einfacher, weil wir als Kinder oft in Italien waren und das Salzwasser im Meer uns gut getragen hat. Viel früher vor dem Radfahren und Schwimmen lernen, ist erstmal das Gehen lernen angesagt. Aufstehen, hinfallen, aufstehen, hinfallen. Ein Stück gehen an Mamas oder Papas Hand. Dann wieder hinfallen. Mal hat man geweint. Mal gelacht, mal geschrien. Mal ist man liegengeblieben. Was wir aber nie gemacht haben, weder beim Gehen lernen noch beim Radfahren oder schwimmen lernen: Wir haben nie geschimpft, was das eigentlich soll, so etwas lernen zu müssen. Wir hatten einfach die Neugierde, den Lebensantrieb, das zu können, was uns andere vormachen oder schon konnten.

An diesen drei schönen Möglichkeiten der Weiterbewegung im Leben können wir erkennen, dass es darum ging, schon von klein auf in Balance zu kommen. Ohne das Gleichgewicht zu trainieren, können wir weder Radfahren noch schwimmen noch gehen. Und da wären wir schon bei der tatsächlichen Lebensaufgabe hier auf der Erde. Wie bleiben wir im Gleichgewicht, in Balance. Nicht übermorgen oder nächstes Jahr, sondern heute?

Letztlich bedeutet zu leben, im Gleichgewicht zu sein, in Harmonie mit uns selbst und unserer Umgebung, oder?

Von klein auf trainieren wir nichts anderes. Das Leben fordert uns heraus ins Gleichgewicht zu kommen, um dann die Schönheit des Lebens zu erleben. Wenn man krank ist, besteht ein Ungleichgewicht und wenn man Gesund ist, ist man mehr im Gleichgewicht. Nach meiner Homöopathie Ausbildung habe ich ein neues Verständnis für Krankheit, Gesundheit und Heilung bekommen.

Auch das ist ein Grund, warum ich Ihnen auf ganzheitlicher Ebene Impulse geben möchte, da Gleichgewicht, Harmonie, Balance nur ganzheitlich möglich sind. Gehen wir noch mal zum Radfahren, weil das für jedes Kind so ein großartiges Erlebnis ist, wenn es dann endlich ohne Hilfe funktioniert und man allein das Gleichgewicht auf dem Rad halten kann und dadurch Freiheit spürt. Die Freiheit, die Welt zu erkunden. Auf der ganzheitlichen Ebene bedeutet es, alles einzubeziehen, was den Menschen ausmacht. Körper, Geist und Seele. Bei Radfahren lernen, wird alles von einem abverlangt. Der Körper muss fit sein, der Geist aufmerksam und konzentriert und die Seele die Sehnsucht das Verlangen haben, mutig zu sein und dadurch die Angst zu überwinden, um frei zu sein. Ich kann das heute bei unseren Enkeln noch einmal miterleben. An ihnen sehe ich, wie glücklich sie sind, mobil zu sein und Radfahren zu können.

Auch ich habe nach wie vor Glücksgefühle, wieder Radfahren zu können, was ich viele Monate durch meine Beschwerden nicht konnte. Auch ich musste wieder an meiner Balance arbeiten. Ich musste wieder trainieren, dass mein Körper trotz Schwindel, Herzrhythmusstörungen und Kreislaufproblemen das Gleichgewicht auf dem Fahrrad halten kann. Das braucht Aufmerksamkeit, Konzentration und letztlich Mut und den Willen wieder ein Stück Freiheit zurückzuerlangen. Ich musste wieder heil werden und in eine neue Harmonie kommen. Die Homöopathie sieht Krankheit deshalb nicht als Fehler an oder etwas, was repariert werden muss, sondern als einen Versuch des Organismus, im Bestreben nach Ganzheit, im Bestreben nach Ausgleich sich selbst zu helfen, mit dem Ziel wieder Gleichgewicht zu erlangen und zu einer neuen Harmonie zu finden.

Sie kennen bestimmt den Spruch: Hoffentlich werde ich wieder der Alte. Oder: Der Alte werde ich nie wieder. Leben bedeutet Veränderung. Ist vielleicht irgendetwas nicht in Ordnung, wenn ich krank werde oder an einer Krankheit oder einem Symptom leide? Ist etwas außer Balance, Harmonie geraten. Ganzheitlich?

Denn wenn ich wieder der Alte werden will, macht das doch keinen Sinn. Denn der ist ja aus einem Grund krank geworden. Wenn der Arzt zum Beispiel zur Diagnostik ein Röntgenbild heranzieht, um sagen zu können, dass der Knochen nicht in Ordnung ist, ist das Werkzeug des Homöopathen die Anamnese. Den Homöopathen interessiert alles und nicht nur einen Teil des Menschen. Wir können bei einer Krankheit nur dann wieder in eine Balance kommen, wenn wir die Beziehung zwischen Körper, Geist und Seele betrachten. Oft kommt es vor, dass bei schulmedizinischen Therapien ein chronischer Krankheitsweg beginnt. Es wird sich eben nicht die Ursache angeschaut, sondern nur das Symptom behandelt.

Wahre Heilung kann nur ganzheitlich in Bewegung gebracht werden. Heilung bedeutet auch gleichzeitig Lebenskraft. Erinnern Sie sich? Ich habe von wachsen oder welken einer Rose gesprochen. Das Milieu ist entscheidend. Die Rose blüht prächtig auf, wenn ich sie regelmäßig gieße, ein guter Boden vorhanden ist, der Platz gut gewählt ist und ich der Rose Aufmerksamkeit und Zuneigung zukommen lasse. Ist der Boden schlecht, gieße ich sie zu viel oder zu wenig, steht sie im Schatten und bekommt keinerlei Licht, und schenke ich ihr keine Aufmerksamkeit, wird sie dahinwelken.

Die Homöopathie erhebt das individuelle Krankheitsbild. Wann, wo, wie, welche Beschwerden habe ich. Wann, wo, wie oder inwiefern unterscheide ich mich von anderen Menschen? Was ist das besondere Individuelle an mir? Wie ist meine Vitalkraft? Wie sind meine Familiengeschichte und meine eigene Biografie?

Aus diesen ganzen Details ergibt sich dann die wunderbare Frage: Nicht warum bist du krank, sondern wozu bist du krank? Was soll in dir wo geheilt werden, damit du in eine neue Harmonie kommst? Das durfte ich in meiner Ausbildung ausführlich lernen. Und so wundert es mich auch nicht, das ich meine Herzoperation, meine ganze Herzbiografie auf nicht nur der körperlichen Ebene betrachte, sondern auf ganzheitlicher Ebene, also Geist und Seele mit einbezogen habe, um in eine neue Harmonie, einen neuen Lebensabschnitt zu kommen, der in Balance ist.

Dass mein Herz wieder so in Schuss ist, wie es jetzt ist, verdanke ich diesem Ansatz. Ich habe mir die Beziehung zu meinen Eltern auf der geistig, seelischen Ebene mit Unterstützung angeschaut und habe viel gelöst. Ich habe angefangen, mein Herz nicht nur als Pumpe zu sehen, sondern als Zentrum meines Lebens.

Hier laufen alle Impulse von Körper, Geist und Seele zusammen und das Herz hilft mir dadurch, mich besser im Leben zu orientieren.

Sie kennen den Ausspruch: „Hören Sie auf Ihr Herz!“ Genau das kann man. Ich lerne wieder auf mein Herz zu hören, aber nicht so wie früher. Ich spreche mit meinem Herz wie mit meinem besten Freund.

Der mir mit Rat und Tat zur Seite steht und jede Sekunde mein Leben taktet. Jetzt merke ich, wenn die Harmonie in mir gestört ist, sofort. Dass mein Herz mich darin erinnert, das ein oder andere zu überdenken, anders zu handeln, anders zu fühlen. Früher habe ich das regelmäßig und erfolgreich unterdrückt. Solange bis den Druck im Kessel zu hoch wird und kurz vor der Explosion steht. Bei vielen Menschen ist der Druck im Kessel zu hoch. Sie unterdrücken das auf verschiedene Art und Weise, bis sich der Körper irgendein Ventil sucht, um Druck abzulassen. Dann wird meistens das Symptom bekämpft, aber nicht die Ursache. Dr. Friedl beschreibt das passend: Das Erste, was wir hören, ist der Takt des Lebens. [4]

Man kann also sagen, das Erste, was Babys lernen oder besser gesagt tun, ist, auf Herzen zu hören. Warum nur verlieren wir diese Fähigkeit im Lauf des Lebens so oft? Mit zunehmendem Wachstum unseres Gehirns scheint diese Fähigkeit verdrängt zu werden durch das, was wir als „höhere“ kognitive Funktionen des Gehirns betrachten.

Denken, planen, handeln, tun. Das sind wunderbare Fähigkeiten, aber für sich allein, wenn sie vom Herzen getrennt sind, führen sie uns immer weiter weg von uns selbst, unserer Quelle und unserem Ursprung. Weg von dem, wer wir wirklich sind.

So kommt zum Beispiel ein 32-jähriger Mann mit Rückenschmerzen zum Hausarzt. Der spritzt ihn und schickt ihn eventuell noch zum Orthopäden. Als 38-jähriger klagt dann derselbe Patient über Tinnitus und Hörsturz und wird zum Hals-Nasen-Ohrendoktor überwiesen. Mit 45 fängt sein Blutdruck deutlich anzusteigen. Dafür braucht es dann den Internisten, der ihm erstmal Blutdruck senkende Arznei verschreibt, doch schon mit der Aussicht das dies wahrscheinlich nicht ausreichen wird und ein, zwei Medikamente im Laufe dazukommen. Als 60jähriger erleidet der Patient einen Herzinfarkt, aufgrund einer koronaren Herzerkrankung. Nun wird er zum Kardiologen geschickt. Wie geht die Geschichte weiter? Erwartet der Patient vielleicht dann mit 70 Jahren ein Morbus-Alzheimer?

Wie oft wurde der Patient in dieser Zeit nach der Ursache der Beschwerden gefragt? Was ist eventuell aus dem geistig seelischen Gleichgewicht geraten?

Gab es Probleme in der Arbeit, mit dem Partner, in der Familie? Wann, wo, wie sind welche Beschwerden aufgetreten? Was sind die Themen hinter der Krankheit? Was sind die Themen hinter der Dysbalance? Das gilt es zu erforschen, um in Heilung und um in eine neue Harmonie zu kommen und damit die Lebenskraft wieder zu steigern.

Die Krankheit ist der Heilversuch der Lebenskraft des Körpers, um Störungen im Leben eines Menschen auszugleichen.[5]

Sei es auf körperlicher, geistiger oder seelischer Ebene. Gut, dass es viele Menschen gibt, die diesen Ansatz verfolgen. So bin ich durch meine wunderbare Hausärztin zur Homöopathie gekommen. Sie hat mir mal gesagt, dass sie ohne Homöopathie aufgeschmissen wäre und die vielen Patienten mit den vielen verschiedenen Krankheiten gar nicht behandeln könnte.

An dieser Stelle möchte ich aber ausdrücklich erwähnen, dass ich ein Fan der Schulmedizin und der Alternativmedizin bin. Ich freue mich immer, wenn es Menschen gibt, die beide Formen der Medizin praktizieren und darin keine Konkurrenz sehen, sondern eine Bereicherung. Ohne die Schulmedizin würde ich nicht mehr leben, ohne die Alternativmedizin wäre ich in meiner Heilung nicht so weit gekommen. Betrachten wir unsere Dysbalance also auch auf der Herzensebene, kommen wir wieder näher zu uns selbst und können Frieden mit all unserem Erleben in der Vergangenheit schließen.

Wir haben ein klareres Bild von uns selbst, und brauchen nichts mehr unterdrücken oder vertuschen. In der homöopathischen Lehre geht man davon aus, dass die meisten Krankheiten durch Unterdrückung von Lebensenergie entstehen.

Ich unterdrücke oder lasse meine Lebensenergie unterdrücken.

Deswegen ist es so hilfreich, sich seine ganze Geschichte mit Hilfe von ganzheitlichen Profis zu betrachten, um dann aus diesem sich selbst erfüllenden Zwängen auszusteigen.

Da fällt mir der Lebensweg von einem guten Freund ein, der den Weg der Unterdrückung nicht losgeworden ist und sich diese Unterdrückung auf allen Ebenen gezeigt hat. Schon als Kind war es für Anton nicht leicht, er war der jüngste von 5 Brüdern. Irgendwie ist er immer etwas zu kurz gekommen.

Er musste die Kleidung von seinen Brüdern auftragen, weil nicht genug Geld da war, wurde beim Fußball oft als Laufbursche beauftragt und konnte sich nicht gegen die größeren Brüder durchsetzen. In der Schule versuchte er, dann besser zu sein als seine Brüder und besuchte statt der Haupt- die Realschule. Auch im Fußballverein war er immer der Fleißigste beim Training. Als Jugendlicher wurde dann seine Hautkrankheit Neurodermitis immer auffälliger. In der Umkleidekabine nach dem Spiel und nach dem Duschen musste er immer komplett seinen ganzen Körper eincremen. Natürlich mit Kortison. Immer wenn ich ihn sah, juckte er sich an den Armen und Gesicht, so das mit ca. 18 Jahren er schon eine ganz dünne durchsichtige Haut hatte. Es kamen viele Kuren am Meer dazu, oft war er wochenlang am Meer und wir besuchten ihn an der Ostsee oder sogar in Israel am Toten Meer. Ich werde nie vergessen, dass es ihm nach dem letzten Aufenthalt am Toten Meer noch schlechter ging als vorher, die Krankheit hatte sich auf die Augen ausgebreitet und er hatte durch diese Empfindlichkeit noch einen Sonnenbrand auf der Netzhaut. Im Laufe der Jahre folgten mehrere Netzhauttransplantationen an einem Auge, bis zur Erblindung. In dieser Zeit hatte er zwei Freundinnen, die sich dann leider nach diesen Erfahrungen von ihm trennten.

Um ein bisschen Ablenkung zu haben, wurden dann die Gefühle sehr oft mit Alkohol unterdrückt und im Fußballstation der Frust rausgeprügelt mit den gegnerischen Fans.

So kam es, dass er mit ca. 40 Jahren komplett hilfsbedürftig war und sich mit einem Schwerbehindertenjob über Wasser halten konnte und Gott sei Dank einen Sohn aus der zweiten Beziehung hat, der ihm unter die Arme greift. Hier wäre von klein auf eine ganzheitliche Anamnese Gold wert gewesen und hätte ihm unter Umständen vieles erspart. So zieht es sich wie ein roter Faden durch sein ganzes Leben, die Unterdrückung als Kind, die versuchte Kompensation besser zu sein als seine Brüder, die Unterdrückung der körperlichen Reaktion der Hautkrankheit Neurodermitis durch Jahrzehnte Einnahme von Kortison sowie der Versuch, durch Gewalt und Alkohol die aufgestaute Wut und Unterdrückung der Lebensenergie auszugleichen.

Diese Geschichten gibt es überall in verschiedenen Facetten. Vielleicht kennen Sie ähnliches in Ihrem Umfeld oder in Ihrer Familie. Warum muss es so weit kommen? Warum stellen sich die meisten Menschen heute noch nicht die Frage: **Wozu bin ich krank und nicht warum bin ich krank?** Die Frage: Warum bin ich krank? Endet immer in einer Sackgasse. Sie sucht die Schuld meist woanders, oder? Nach einem Verursacher. Warum macht schwach und hilflos. Warum macht Gewissensängste. Die „**Wozu**" bin ich krank Frage, trifft uns in der Gegenwart und führt in die Zukunft. Sie sucht nach Veränderungsmöglichkeiten. Sie sucht nach Erklärung. Was will mir die Krankheit sagen? **Wozu** beinhalten eine Chance und Hoffnung auf Verständnis und Vertrauen und so auf Heilung durch Veränderung bei sich selbst. **Wozu** sucht Lösungen. Alles, was sie bisher gelesen haben, sind Lösungsansätze die Hoffnung und Mut machen sollen. Sie sollen Kraft und Sinn geben. Stellen Sie sich diese Frage ab und zu und prüfen Sie, welche Botschaft Ihnen dabei übermittelt wird!

HoHo HaHaHa

Im Jahr 2002 wurde ich nach meiner ersten Herzoperation nach meiner Genesungszeit von einer Freundin zu einem Lachabend nach München eingeladen. Es war mitten in der Stadt in einem Kellerraum einer sozialen Einrichtung und der Lachtrainer hieß mit Nachnamen Lustmann. Mir war an diesem Tag nicht nach Lachen zu Mute. Nach einigen Erklärungen, auf was man achten sollte, zum Beispiel bei den Übungen Augenkontakt mit dem anderen Teilnehmer zu halten, ging es los mit einer Klatschübung. Wir sollten die Hände spreizen, die Finger auseinanderstrecken und laut HoHo HaHaHa rufen. Jeder normale Mensch, denkt sich erstmal: „Der hat doch einen Knall, der Typ, oder?"

Dadurch, dass aber schon Teilnehmer und Teilnehmerinnen bei dieser Lachstunde waren, sprich geübt und wir ungefähr 20 Personen waren die HoHa HaHaHa riefen, wurde ich förmlich mit diesen Lauten angesteckt und es klang so, als würden wir zusammen uns allen Beifall klatschen. Immer zwischen den Lachübungen (Tipps bei hilfreicher Literatur) wurde diese HoHo HaHaHa Übung angestimmt. Heute kann ich sagen dass diese Übung eine Zeit in meinem Leben eingeleitet hat, die voller Abenteuer, großartiger Begegnungen und vor allem Befreiung meiner unterdrückten Gefühle war. Dieser erste Lachabend hat mich so befreit, von allen meinen aufgestauten Gedankenstress, den aufgestauten Gefühlen und meinem Seelenleid, dass ich gleich das Wochenende darauf sogar auf einer Lachparty war, zu der die Teilnehmer des Lachabends eingeladen waren.

Dort habe ich andere Menschen kennengelernt. Wir waren in einer Privatwohnung und haben gelacht. So etwas hatte ich in meinem Leben noch nie erlebt. Ich war ganz berauscht auch ohne Alkohol von den vielen Glückshormonen, die da im Gehirn freigesetzt wurden. An diesem Abend war mir klar: Das möchte ich auch machen!

Mit anderen Menschen viel lachen und einen Raum, einem Rahmen schaffen, wo erwachsene Menschen, die im Alltag sonst durch den ganzen Stress ihre Gefühle kontrollieren, oder unterdrücken müssen, einfach mal sie selbst sein können und spielerisch emotional sein können.

Ich fing damit in einem Tanzstudio an, lud Freunde ein, kaufte mir ein Buch mit Lachübungen von einem indischen Arzt und machte diese Lachübungen dann nach bzw. den Freunden, die gekommen waren, vor und wir lachten gemeinsam. Es waren ungefähr 15 Übungen in ca. 90 Minuten. Danach tanzten wir noch gemeinsam, so wie jeder wollte.

Ich ging dann in Fitnessstudios und bot als Lachyoga-Therapeut, was damals in Deutschland erstmalig als Ausbildung angeboten wurde, Lachtrainings und Therapien an. Durch Mund zu Mund Werbung erweiterten sich meine Lachtrainings und Therapien und ich wurde in Rehakliniken, Krebskliniken und Herzkliniken sowie in namenhaften Firmen ein gern gesehener Gast. 20 Jahre Erfahrung durfte ich mit tausenden und abertausenden Menschen auch therapeutisch, sprich begleitend, sammeln. Die Essenz daraus ist: Wenn Menschen den Raum bekommen, so sein zu dürfen, wie sie sind, unter anderen Menschen, und sich dort zum Ausdruck bringen können, lebt ihr Selbstwertgefühl, was meistens in der Kindheit unterdrückt wurde wieder auf. Unzählige Menschen, die diese Lachtherapien und erweitert den dadurch wieder fließenden Humor in ihr Leben integriert haben, sind so in einen tiefen Heilungsprozess gekommen.

Das führte dazu, das sie Veränderungen in ihrem Leben vornahmen, wie ihren alten Job kündigen und neuen suchen, in eine neue Wohnung ziehen, den Partner wechseln, sich jeden Tag bewegen und Gymnastik machen, abnehmen u.a. Eben alles, was sie krank gemacht hat und ihren Selbstwert massiv in die Knie gezwungen hat. Für diese Erfahrung bin ich sehr dankbar, Sie hat mir gezeigt, was der Mensch braucht, um ins Gleichgewicht zu kommen und in Balance zu bleiben.

Das wird uns aber nicht geschenkt, sondern wir dürfen uns jeden Tag darauf besinnen Körper, Geist und Seele wahrzunehmen und die Botschaften vor allem in Form von Gefühlen zu spüren und zu achten und sie nicht zu unterdrücken, was dazu führt dass sie sich irgendwo im Geist und Körper manifestieren und letztlich zu Krankheiten führen.

Essenz: Unterdrückte Gefühle suchen sich als Ventil, meist eine Krankheit aus.

So könnte man sich mal etwas Zeit nehmen und in Ruhe hinsetzen und sich selbst fühlen. Viele Menschen haben das verlernt. Man funktioniert halt. Zum Beispiel eine einfache Frage: Wie fühlt sich mein Herz jetzt gerade an? Ist es eng in meinem Brustkorb oder weit? Ist das Gefühl angenehm oder fühle ich nichts? Viele Menschen glaube ich haben vergessen, wie interessant unser Körper ist. Welch Wunderwerk.

Die Einstellung ist viel mehr, er muss funktionieren und das immer und sofort. Aber man braucht sich ja nur die Statistiken der Krankenkassen anschauen. Krank zu sein ist heute normal. Gibt uns das nicht zu denken? Wäre es nicht erstrebenswert, eine gesunde Seele und Geist in einem gesunden Körper? Hierzu fällt mir wieder mein lieber Freund ein, der so gerne beim Autofahren zu dicht auffährt, und dann schimpft weil derjenige der zu dicht vor seinem Auto ist, ein Idiot ist. HoHo HaHa. Letztens saßen eben dieser Freund und noch ein paar andere vor dem Lagerfeuer zusammen, bei leckerem Essen und Bier und toller lauter Musik. Er liebt laute Musik und hat ein dementsprechendes gutes Equipment, mit dem man Musik laut und qualitativ hochwertig hören kann. Dort wo das Lagerfeuer ist, ist es auch nicht so schlimm, wenn mal die Musik lauter ist, zu mindestens am Tag und abends. Aber nicht spät abends, weil dann in dem Ort Ruhe einkehrt und die Musik dann im ganzen Ort zu hören ist. So kommt es vor das dann so gegen 23 Uhr schonmal ein Nachbar auftaucht. Die Reaktion des Nachbarn war:

„Kannst du nicht endlich die Musik leiser machen, andere Leute wollen schlafen.!“ Das sagte er mit einem sehr ärgerlichen Unterton. Die Reaktion des Freundes kam, prompt: In seinem Tonfall, der sehr aggressiv war, schwang so ein Gefühl eines kleinen Jungen mit, den man bei etwas erwischt hätte, was nicht sein darf und er sagte zu dem Nachbarn: „Wenn man schön freundlich fragt, könnte man die Musik auch leiser machen“. Wutentbrannt stapfte der Nachbar davon und mein Freund schrie ihm wütend noch hinterher: „Hier brauchst du nicht mehr herkommen“. Zu uns sagte er dann noch im Nachgang: „So ein Arschloch! Jetzt kauf ich mir noch eine größere Box“.

Den ganzen Abend konnte sich weder mein Freund und wahrscheinlich auch der Nachbar nicht mehr beruhigen. Ich bin mir sicher, dass beide auch am nächsten Tag noch überlegten, wie sie sich das gegenseitig heimzahlen könnten. Solche Gedanken stauen Gefühle auf, obwohl die Situation längst schon vorbei ist.

Ich wollte mit dieser Situation zeigen, wie schnell Konflikte entstehen können und wie man sich darin verbeißt, wenn man nicht aufpasst. Es entstehen permanent Konflikte, die nicht sein müssten.

In Folge unterdrücken wir Gefühle. Der Druck im Körper erhöht sich, der Geist hegt schlechte Gedanken und die Seele fühlt sich in ihrer Haut nicht wohl. Meist entstehen infolgedessen chronische Dysbalancen im Körper, Geist und Seele, die sich dann irgendwie bemerkbar machen. Bluthochdruck als Resultat auf solch angestaute Konflikte ist ein Klassiker. Menschen die lernen, ihre unterdrückten Gefühle wieder gewaltfrei, empathisch oder auch auf Umwegen zum Beispiel in einer Lachyoga-Gruppe auszudrücken, gesunden immer mehr auf allen Ebenen. HoHo HaHaHa.

Die HoHo HaHaHa – Übung

Nehmen Sie Ihre Hände auf Augenhöhe und spreizen Sie die Hände, so dass alle fünf Finger genug Platz haben. Halten Sie die Hände unter Spannung. Rufen Sie HoHo HaHaHa und klatschen Sie rhythmisch mit. Machen Sie das so oft sie Lust haben. Gerne auch mit anderen Menschen, die daran Freude haben. Der Vorteil dieser Übung ist, dass Sie emotional sind und Ihre Reflexzonen an den Innenhandflächen massieren. Dazu kommt, dass Sie Ihre Lungen durch die Atmung, Anspannung und Entspannung trainieren. Die Übung trainiert zudem das Zwerchfell und massiert die Verdauungsorgane. Diese Übung habe ich mit sehr kranken Menschen gemacht, aber auch mit tausenden Gesunden und alle hatten gleichermaßen großen Spaß dabei.

Spickzettel der Gefühle von Hartmut Lohmann[6]

Gefühle machen das Leben bunt und Lebenswert. Wenn wir uns mit Gefühlen identifizieren, beherrschen sie uns.
Friedvolle Distanz ist bei negativen Gefühlen wichtig. Fremde Gefühle sind wie Gäste, die du hereinbittest, aber auch wieder verabschieden darfst. Fremde Gefühle sind nur dann dauerhaft willkommen, wenn sie dich glücklich machen. Lerne zu unterscheiden.

Essenz: Die Krankheit meint es immer gut mit uns. Sie bringt Heilung, wenn wir sie zulassen. Sie versucht auszugleichen, was aus dem Gleichgewicht ist.

Ganzheitlichkeit ist wie Torte essen

Meine Großmutter ist 100 Jahre alt geworden, hat 2 Weltkriege überlebt und war eine sehr gute Lehrerin und Köchin. Sie hat fast bis ans Ende ihres Lebens Fingerübungen gemacht, Gedichte und das Alphabet vor und zurück aufgesagt, Lieder gesungen und sich rege an Gesprächen beteiligt. Ein wahres Vorbild.

Mir wurde gesagt, ich hätte zu meiner Oma immer gesagt: „Oma, du bist eine gute Kochin." Das lag vor allem daran, dass sie wunderbare Rindsrouladen und ganz besonders gute Kuchen gebacken hat. Zu Geburtstagen gab es dann schon mal eine selbst gemachte Schwarzwälder Kirschtorte. Es war ein reines Kunstwerk und bis heute meine Lieblingstorte. An einer Torte kann man gut erklären, was es mit der Ganzheitlichkeit unseres Menschseins auf sich hat. Diese Schwarzwälder Kirschtorte, die meine Großmutter gebacken hat, gab es wirklich nur ab und an, da die Zutaten sehr viel Geld kosteten und meine Großeltern nicht wirklich viel Geld hatten und sogar im Alter von 80 Jahren noch Nachhilfeunterricht gegeben haben, um sich etwas dazu zu verdienen. Mein Großvater war unter anderem Deutschlehrer und ist im Alter von 80 Jahren noch mit dem Rad in die Volkshochschule gefahren, wo er Unterricht gegeben hat.

Diese Torte war für uns sehr wertvoll und voller Achtung haben wir Bissen für Bissen genossen. Beide haben bis ins hohe Alter Großartiges geleistet. Aus meiner heutigen Sicht waren sie ganzheitlich gesund, da sie immer Ruhe, Gelassenheit und Freude ausstrahlten, selbst wenn sie körperlich im Laufe der Zeit Verschleißerscheinungen hatten wie Rückenbeschwerden. Jetzt zurück zu meiner Lieblingstorte.

Stellen Sie sich eine Schwarzwälder Kirschtorte vor. Sie hat mehrerer Schichten. Ein Mürbeteigboden, dann kommen abwechselnd Schichten aus Sahne und Biskuit. Meistens sind es drei Schichten. Dann gibt es eine wunderbare Außenhaut aus Schokosahne und Schokostreuseln, geschmückt mit einer Kirsche obendrauf. Sie ist die Krönung. In den Schichten sind noch Kirschen zusätzlich verarbeitet, was der Torte einen ganz besonderen Zauber gibt. Himmlisch! Beim Schreiben habe ich so viel Hunger bekommen, dass ich zum nächsten Geburtstag in der Familie so eine Torte selbst machen möchte. Ein kleines Abenteuer.

In der homöopathischen Lehre wird der Mensch ganzheitlich betrachtet und auch ganzheitlich in Heilung gebracht. Man betrachtet seinen Geist, seine Gefühle und seinen Körper. Wo ist in diesem System eine Blockade? Bitte sehen Sie sich diese kleine Skizze an.

Hier sind die 3 Seins Ebenen des Menschen dargestellt. Die geistige Ebene in der Mitte, die emotionale Ebene darüber und die physische Ebene ganz unten. Alle drei Ebenen sind miteinander verwoben.

Sie können nicht unabhängig voneinander funktionieren. Sie sind ständig in Wechselwirkung miteinander.

Und nur durch die Untersuchung aller drei Ebenen kann geklärt werden, inwieweit ein Mensch gesund oder krank ist. Sind Funktionen auf diesen Ebenen gestört, drückt sich diese Störung in Symptomen auf diese Seins Ebene aus.

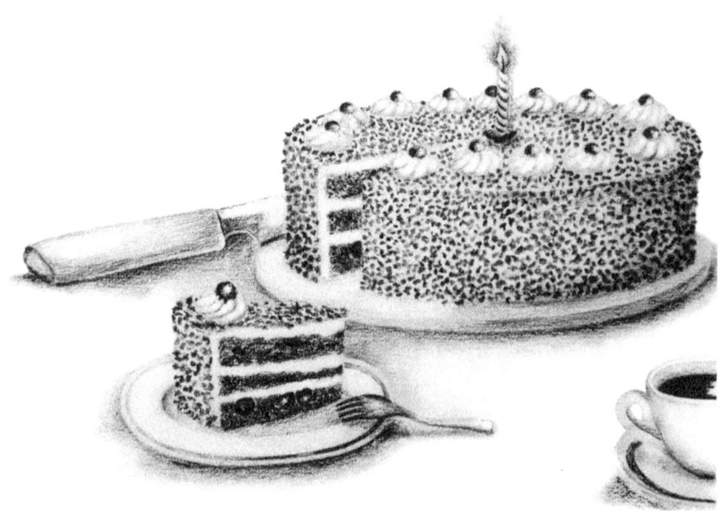

Gesundheit der geistigen Ebene kann man in der Klarheit des Ausdrucks, Zweckmäßigkeit, Kohärenz (innerer Zusammenhang), und Logik (Folgerichtigkeit) sowie schöpferischen Einsatz der geistigen Fähigkeiten zum eigenen Wohl und zum Wohle der Mitmenschen erkennen.

In dem Maße, wie eine oder mehrere Eigenschaften vermindert sind oder gar fehlen, ist der Mensch auf der geistigen Ebene erkrankt.

Innere Ruhe, Freude, Fröhlichkeit, ja Begeisterung (was begeistert mich wirklich im Leben) sind für einen selbst und für andere die beste Seelennahrung und stärken die seelische Gesundheit. Ständige Besorgnis, Traurigkeit oder Furcht und Frust sind Gift für die eigene Gesundheit und die der Mitmenschen.

Wer seelisch krank ist, leidet unter lähmenden Angstzuständen und Depressionen und verliert meist jegliches Interesse am Leben und hat dann auch suizidale Gedanken. Die körperliche Ebene mit seinen Organsystemen Gehirn, Herz, Lungen, Leber, Nieren, Knochen, Muskeln, Haut etc. komplettiert die drei Seins Ebenen.
Die Schwarzwälder Kirschtorte steht auf dem feierlich angerichteten Tisch. Es brennen die Kerzen und es wird ein Geburtstagslied angestimmt und gesungen. Die ganze Familie ist beisammen und dem Geburtstagskind bleibt es vorbehalten, das erste Stück der Torte auf den Teller zu bekommen. Oma setzt das Messer an und schneidet das erste Stück heraus und legt es auf den Porzellanteller mit dem Goldrand.

Das Stück ist von allen Seiten sichtbar, alle Schichten und Schattierungen, sowie roten Kirschen erscheinen. Jetzt erkennt man das Gesamt- und Detailbild der Torte ein wunderschöner Anblick. In diesem Stück Torte, es ist ein Teil vom Ganzen, ist ein Teil von all dem, was die Torte im Gesamten ausmacht. Wäre nicht alles mit allem verbunden, wäre der Geschmack der Torte anders. Übertragen wir das mal auf unser Leben. Das Leben ist wertvoll, so wie die Torte für uns am Geburtstag die Krönung war. Die Torte ist rund, ein geschlossenes System, das alles zusammenhält. Fehlt ein Stück, verändert sich die Struktur die Festigkeit. Alle Schichten in der Torte, alle Seins Schichten im Leben, müssen zusammenwirken, um den großartigen Geschmack zu ergeben und das Leben voll auskosten zu können.

Die Torte wurde an diesem Geburtstag Ratze-Putz aufgegessen. Jeder in unsere Familie hatte etwas vom großen Ganzen bekommen. Alle hatten Anteil an diesem ganzheitlichen Ereignis. Unsere Gefühle waren voller Freude, unser Geist brachte sich wohlwollend zum Ausdruck und unser Körper frohlockte nach diesem bereichernden Tortenerlebnis.

Die Freude ging langsam zur Vorfreude über, denn bestimmt kommt der nächste Geburtstag, was ja letztlich jeder Tag ist, wieder.

Unterdrücke ich eine Ebene des Seins, wird ein andere davon betroffen sein. Meine Beobachtungen sind, dass wir von klein auf vor allem die seelische, die Gefühlsebene unterdrücken, bzw. mehr negative Gefühle mehren, wie Neid, Hass, Eifersucht, Angst, Fanatismus und Depression. Hauptauslöser ist das Gefühl, die Annahme nicht genug zu sein.

Versteht man, wie diese Gefühle entstehen, entstanden sind, kann man sich aus solchen „Leidenschaften" befreien und wird emotional gesund. Dadurch gehen der Körper und Geist in Resonanz und wird und bleibt auch gesund. Das unser Herz dabei eine entscheidende Rolle spielt erkannte ich, wenn auch reichlich spät erst mit 60. Aber schon Udo Jürgens sang ja damals mit 66 Jahren fängt unser Leben erst an. Wie weise................

Herzensangelegenheit

Das Lied von Udo Jürgens war damals auch zu meiner Zeit, ich war 16 ein Klassiker. Überall hörte man dieses Lied. Obwohl wir mehr AC/DC Fans waren, wurde schon mal auf einer deutschen Schlagerparty dieses Lied gespielt. Bis heute einer seiner bekanntesten Lieder vom lieben Udo Jürgens. Mit 66 Jahren, da fängt das Leben an! Mit 66 Jahren, da hat man Spaß daran. Mit 66 Jahren, da kommt man erst in Schuss! Mit 66 Jahren ist noch lange nicht Schluss!

Wir sangen das Lied mit, ohne uns darüber Gedanken zu machen. Es war einfach ein Ohrwurm.

Tatsache aber ist, dass die meisten Menschen in den wohlverdienten Ruhestand gehen, wie man so schön sagt. Wäre es nicht optimal wenn in dem Alter, das Leben noch mal einen Schub bekäme und wir auf allen Ebenen gesund und munter wären. Es gibt ein schönes Buch dazu, das heißt „Fit in die Kiste". Darin kann man Strategien lesen und wenn man will auch umsetzten, so dass wir, bis wir diese wunderbare Welt verlassen müssen, in einem relativ stabilen ganzheitlich gesunden Zustand unterwegs sind. So wie auch Udo Jürgens das gelungen ist. Er sang noch im Dezember 2014 auf einem Konzert mit Helene Fischer „Merci Cheri" und starb 10 Tage später im Alter von 80 Jahren an Herzversagen. Mit 80 Jahren noch auf der Bühne stehen, das ist großartig. Schauen Sie sich das ruhig mal im Internet an, wirklich berührend.

Muss man erst 66 werden, bis das Leben anfängt? Hat man erst dann Spaß daran? Wie kann es uns gelingen, das Leben jederzeit in vollen Zügen zu leben und Spaß daran zu haben?

Ich wachte ziemlich geschwächt auf in der Intensivstation und wusste gar nicht, wo ich war. Es war nachts, die Geräte piepsten überall und ab und zu sah eine Schwester nach uns Intensivpatienten. Langsam kam ich im Laufe der nächsten Stunden immer mehr zu Bewusstsein und war froh wenigstens keine Schmerzen zu haben. Sich gut zu fühlen, fühlt sich anders an. Langsam dämmerte der Morgen und ich bekam das erste Frühstück. Noch halb schläfrig, sah ich einen Mann im Rollstuhl, der anscheinend zum Personal gehörte, weil er sich rege mit den Schwestern unterhielt, die gerade die Schicht wechselten. Ich dachte mir als Beobachter, der ist aber gut drauf, obwohl er im Rollstuhl sitzt.

Später traute ich meinen Augen nicht, denn nach einem kleinem Schwächeschlaf nach dem Frühstück stand er auf einmal mit seinem Rollstuhl vor meinem Intensivbett und fragte mich, wie es mir geht? Ich hatte kaum Kraft einen Satz zu sprechen, und er nahm meine Hand und sagte: „In zwei Tagen komm ich zu Ihnen und dann gehen wir ein paar Schritte.“ Glauben Sie mir, ich hielt das, so wie ich mich fühlte und mein Herz verrücktspielte nach der OP, für unmöglich. Ich erfuhr dann von einer Schwester das der Herr im Rollstuhl ein Physiotherapeut ist und den Intensivpatienten hilft, sich wieder in einem der Operation angemessenen Tempo zu bewegen. Dieser Mann hat mich, auch ohne dass wir beim ersten Kontakt sprachen, tief im Herzen berührt.

Er hatte eine so positive Ausstrahlung und alle seine Kollegen/innen hatten mit ihm jede Menge Spaß. Und dass, obwohl das Umfeld, die ganzen Patienten in den Intensivbetten, nicht gerade erheiternd sind. Dieser Mensch steckte mich mit Lebensfreude und Lebensenergie an und machte mir Mut zum Leben! Tatsächlich kam er dann zwei Tage später, rollte an mein Bett und half mir in ein Laufgestell, in dem ich auf der Intensivstation meine ersten 50 Schritte nach dieser Herzoperation machte. Die Herzoperation verlief nicht ganz ohne Komplikationen und ich musste noch mal aufgeschnitten werden, weil eine Naht nachgeblutet hat. Meiner Lebensgefährtin wurde gesagt: „Wir müssen die Nacht abwarten.“ In der Früh kam dann die Entwarnung: „Alles im grünen Bereich!“ An diesem Tag hatte ich noch mal Geburtstag. Und ich dachte mir: wenn dieser Physiotherapeut halbseitig gelähmt so lus-

tig und positiv sein kann, dann möchte ich das auch schaffen, obwohl mir überhaupt nicht danach zu Mute war. Ich wollte mein Leben noch mal einen neuen Schwung geben. Mein nächstes großartiges Erlebnis war, das ich nach 10 Tagen wieder allein aufs Häuschen gehen konnte. Sie glauben nicht, was das in mir für ein Freiheitsgefühl ausgelöst hat. Ich habe mir geschworen jedes Mal, wenn ich aufs Heisl geh ko (auf bayerisch auf die Toilette gehen) werde ich das in Zukunft jedes Mal sehr, sehr wertschätzen. Und ich werde wertschätzen, dass ich aufrecht gehen kann, denn wenn Menschen ihr Leben lieben und wertschätzen und trotzdem voller Lebensfreude sind, auch wenn sie nicht gehen können, dann werde ich das doch schaffen, gerade weil ich aufrecht gehen kann. Das will ich mir so lange wie möglich erhalten!
Durch diese beiden Erlebnisse im Krankenhaus habe ich eine neue Einstellung zu vielen Aspekten in meinem Leben entwickelt. Jeder Tag ist wertvoll geworden! Ich habe begonnen wieder alles an mir und um mich herum wertzuschätzen! Ich bin empathischer geworden. Empathie ist wie eine eigene Sprache. Empathie fühlt und verbindet sich mit dem eigenen Herz und fühlt und verbindet sich mit dem Herzen anderer Menschen. Es ist eine universelle Sprache. Es ermöglicht ein Verstehen jenseits von Worten. So können wir auch tiefe Wunden in Heilung bringen, wenn wir beginnen wieder mehr wertzuschätzen. Ja besser noch, „Alles“, was das Leben ausmacht. Wertschätzen besteht aus Wert und schätzen (Schatz).

Lassen Sie uns beginnen, den Wert des Lebens zu schätzen und als Schatz wahrzunehmen. Viel zu selten passiert das im Alltag. Dabei wäre es so einfach.

Es ist wie beim Autofahren: wenn Sie die Scheinwerfer im Dunkeln einschalten, wird das beleuchtet, auf das Sie geradewegs zufahren. Das, was nicht im Kegel des Scheinwerfers ist, ist nur verschwommen und gar nicht sichtbar. Auf was richten Sie im Leben Ihre Aufmerksamkeit?

Ihr Licht? Was erscheint? Das, was Sie nicht wollen oder das was Sie wollen. Probleme oder Lösungen. Abenteuer oder Stagnation.

Bei meinem erneuten Besuch in der Rehaklinik war ich immer sehr bestrebt, mich mit Energien zu umgeben, die mir Kraft geben und nicht Kraft nehmen. Interessanterweise war die Aufmerksamkeit der jüngeren Menschen, die ich kennengelernt habe, deutlich mehr auf Abenteuer als auf Stagnation eingestellt.

Die jüngeren Patienten, die ich kennengelernt habe, haben deutlich weniger über Krankheit gesprochen als die älteren Patienten. Bei den Jüngeren stand die erfolgreiche Zukunft und heute Spaß zu haben im Vordergrund, bei den Älteren die Probleme von heute und der Zukunft. Das darf und sollte man nicht pauschalieren, aber der Trend war deutlich zu sehen.

Der Physiotherapeut des Krankenhauses hat sein Handicap im Rollstuhl zu sitzen angenommen und ein neues Leben voller Freude geformt. Seine Aufmerksamkeit, darauf wo er den Fokus wie ein Scheinwerfer richtete, war auf die aufbauenden positiven Aspekte in ihm und um ihn gerichtet. Dadurch war ihm möglich, die Ebenen in ihm zu stärken, die in Ordnung sind. Seine Seele und sein Geist waren voller positiver Energie, und selbst sein Körper strotze vor Kraft, obwohl er nicht aufrecht gehen konnte. Er hat mir deutlich gezeigt, dass wir jeden Tag die Wahl haben, unsere Aufmerksamkeit zu schulen und uns zu entscheiden, wo die Reise in Zukunft hingehen soll.

Beginn der Reise ist das Herz. Das Herz hat eine große Strahlkraft. Es ist das Organ, was alles wahrnimmt und auch aussendet. Es ist wie eine Sonne. Hier sitzen Liebe und Trauer. Beides darf sein, muss sein. Zuerst war ich sehr traurig, dass es mir trotz Herzoperation so schlecht ging. Meine Aufmerksamkeit habe ich dann aber immer und immer wieder darauf ausgerichtet, mir selbst ein guter Freund zu sein und mich auch in diesem Zustand selbst zu mögen. Ich habe begonnen,

Selbstmitgefühl zu praktizieren. Auch wenn ich traurig war, schaute ich auf das, was trotzdem gut war in genau diesem Moment. Ich hatte meine Familie, die sich um mich kümmerte und ich empfand Liebe trotz Trauer. Ich gab mir Wertschätzung für jede Treppenstufe, die ich gehen konnte. Ich genoss die Sonne auf dem Balkon meines Zimmers trotz Traurigkeit. Meine Scheinwerfer, meine Aufmerksamkeit war auf Selbstliebe ausgerichtet, und da gehörte auch dazu das ich traurig sein kann und darf. Je mehr Selbstmitgefühl ich entwickelte, desto besser gelaunt war ich trotz Handicap. Zudem schenkte mir meine Lebenspartnerin ein wunderbares Buch, deren Titel ist: **„Ich hatte nicht immer, was ich wollte, aber alles, was ich brauchte."**

Dieses Buch war für mich wie ein Sonnenaufgang am Horizont. Es handelt von einem schwedischen Waldmönch, der 17 Jahre seines Lebens in Meditation im Wald verbrachte. Man möchte meinen, dieser Mensch ist gegen alles und allem gefeit. Doch er wurde im Laufe der Zeit trotzdem sehr krank und gab sein Mönchsein auf. Auch heute ist er noch sehr krank, und gibt trotz seiner schweren Krankheit Vorträge auf der ganzen Welt. Ich las Tag für Tag 2-3 Seiten in diesem Buch, und mir ging langsam, aber sicher die Sonne in meinem Herzen auf. Ich erkannte, wie wichtig es ist, mich selbst mit allem, was mich ausmacht wertzuschätzen, zu lieben. In dem Maße, wie wir uns selbst wertschätzen und lieben, werden andere das genauso tun. Selbstmitgefühl ist die wichtigste Voraussetzung für Selbstheilung. **Sagen Sie sich öfters: „Ich gönne mir, mich selbst so zu genießen, wie ich es will!"**

Lassen Sie uns wieder anfangen, unsere eigenen Gönner zu sein. Fangen Sie an, sich das vorzustellen, was Sie in Zukunft erleben und fühlen wollen. Ich wollte wieder ins dritte Stockwerk gehen können. Ich wollte mich trotzdem lieben, obwohl ich wegen meines Zustandes traurig war. Ich wollte in Zukunft wieder Vorträge machen und anderen Menschen an meinem Erlebnis teilhaben lassen, um ihnen vielleicht Mut zu machen und wertvolle Tipps zu geben. Ich wollte die Beziehungen, die ich habe, liebevoller, wertschätzender und aufmerksamer gestalten.

Ich erlaubte mir, dass zu fühlen, wie ich mich jetzt fühle, wie ich mich davor gefühlt habe und was ich in Zukunft fühlen will. In diesem fühlen ist alles eingeschlossen. Die Natur, die Beziehung zu anderen Menschen und die Beziehung zu mir. Seitdem bin ich aufmerksamer geworden, denn fühlen braucht den Raum gefühlt zu werden. Öffne ich keinen Raum, in dem Gefühle stattfinden können, werden Gefühle ignoriert oder unterdrückt. Den Raum kann ich immer mehr öffnen, wenn wir beginnen über die Beruhigung und Vertiefung des Atmens mehr inneren Frieden und Ruhe zu empfinden. Deswegen sind die Atemübungen, die ich Ihnen schon vorgestellt habe, so wichtig. Sie wirken dann besonders gut, wenn Sie diese Übungen regelmäßig machen und sie im Alltag kultivieren. Erinnern Sie sich noch an meinen Freund, der so dicht auffährt?

Gelingt es ihm ruhiger zu werden, spürt er mehr Frieden in sich, und ist mehr in der Lage seine Gefühle zu kontrollieren. Er spürt, dass er sich selbst nichts Gutes tut, wenn er andere beschimpft. Er würde wahrnehmen, wie sein Herz chaotisch schlägt und seinen Blutdruck ansteigen lässt. Er würde merken, dass sein Herz nicht voller Liebe sondern Hass ist, was mit dem anderen Autofahrer nichts zu tun hat. Es ist der Hass auf sich selbst, der ihn nötigt, so selbstzerstörerisch zu reagieren.

Würde er sich selbst besser spüren und Selbstmitgefühl empfinden, würde er vielleicht singen, und die Energie in andere Bahnen lenken, um sich selbst und den Beifahrer in bessere Stimmung zu bringen.

Denn was er auch nicht merkt, ist, dass der Beifahrer auch unter dieser Energie leidet und seine Herzfrequenz sich dem des Schimpfers anpasst. Das Herz synchronisiert sich, mit den Schwingungen des Umfeldes. Vielleicht haben Sie schon mal gespürt, dass Freude ansteckend ist. Aber auch Hass oder Trauer mit den dementsprechenden körperlichen und geistigen Auswirkungen werden von der Umwelt beeinflusst. Sie können das gerade am Weltgeschehen sehr gut beobachten. Die meisten Menschen haben Angst. Jeden Tag eine neue Schreckensmeldung. Es scheint, dass die Menschen weltweit gerade ihr Herz verschlossen haben und die Angst, der Hass vor allem auf andere überall überwiegt. Das Schöne daran ist, das der Mensch das selbst wieder verändern kann. Und zwar jeder selbst. Wir brauchen niemand, der das für uns tut. Wir können das selbst tun. Wir sollten es tun!

Hartmut Lohmann schreibt so schön: „Allein in dem du aufhörst, negativ auf deine negativen Gefühle zu reagieren, öffnet sich in dir eine völlig neue Welt des Fühlens und Erlebens." Weiter schreibt er: „Selbsthass zerschneidet deine Gefühlswelt, trennt dich von dir selbst und teilt dich in Licht und Schatten, schwarz und weiß. Der Selbsthass ist somit die häufigste Ursache und Lösung für physische Krankheiten und psychischen Stress. Wäre so viel Hass und Angst in der Welt, wenn wir uns selbst mehr wertschätzen und lieben würden? Mit uns selbst und damit mit anderen empathischer wären?" [6]

Hartmut Lohmann schreibt sehr schön wie wir Mitgefühl fördern können.

Seine Stärken genauso zu lieben wie seine Schwächen

Selbstmitgefühl wird unterstützt, wenn Sie….
Sich selbst freundschaftlich begegnen.
Die eigenen hellen wie auch dunklen Seiten liebevoll betrachten.
Die eigenen Grenzen wichtig, aber sich selbst nicht so wichtig zu nehmen.
Fehler als etwas Gutes betrachten, um daraus zu lernen.

Selbstmitgefühl wird untergraben, wenn Sie….
Sich selbst so sein lassen, wie Sie sind.
Sich selbst und andere als unvollkommen betrachten.
Perfektionismus und Narzissmus.
Die eigene Wahrnehmung als einzige Wahrheit zu betrachten.

Das Interessante an dieser Aufzählung ist, dass das Förderliche uns als Kindern und Jugendlichen abtrainiert wird, und dass, was Selbstmitgefühl schwächt, antrainiert wird.

Der Weg des Herzens ist Selbstmitgefühl. Das Herz kann Mitgefühl aussenden und empfangen. Um das Herz zu heilen, sind die förderlichen Eigenschaften wieder zu entdecken. Wir sollten uns wieder daran erinnern. Sie sind noch da, nur scheint unser Scheinwerfer, das Licht momentan öfters woanders hin.

Mein Herz machte sich so laut bemerkbar, sodass ich nicht anders konnte, als anzufangen mehr Selbstmitgefühl zu entwickeln. Immer mehr Selbstmitgefühl zu entwickeln, ist kein Ziel, sondern der Weg, der jeden Tag gegangen werden will.

Essenz: Zur richtigen Zeit kommt das Richtige, um uns den Weg zu weisen!

Die Kunst zu leben - oder in Übereinstimmung mit sich selbst zu leben

Mangel

Wir hatten einen wunderschönen Garagenhof zuhause, da wo ich aufgewachsen bin. Wir wohnten in den ersten gebauten Sozialwohnungen in der Nähe von München. Es waren pro Wohnblock 12 Parteien und unter dem Wohnblock 12 Garagen und ein Hof zum Anfahren der Garagen. In diesem Hof gab es eine Abgrenzungsmauer zu den Rasenflächen. Diese Mauer benutzten wir, um mit dem Fußball dagegen zu schießen, so dass der Ball zurückprallte und wieder zu uns zurückkam. Meistens machte ich das mit einem Freund oder Freundin aus der Nachbarschaft oder alleine wenn mir langweilig war.

Ich war ungefähr 6 Jahre alt, als ich regelmäßig damit anfing. Es war einfach herrlich mit voller Wucht gegen diese Mauer zu schießen. Man konnte hier seine ganzen Aggressionen abbauen, die wir gegen die Erwachsenen aufgebaut hatten. Wenn Sie voller Lebensenergie sind und dann auf einmal brav in der Schule sitzen müssen, staut sich in einem Energie auf, die wieder entlassen werden möchte. Deswegen nutzten wir jede Minute, um in der Natur zu spielen.

Neben dem Garagenhof war ein Nachbargrundstück mit lecker Kirsch- und Zwetschgenbäumen und die Frau, der die Bäume gehörten, stellte uns sogar eine Leiter an den Zaun, damit wir, wann immer wir wollten, drübersteigen konnten, um diese leckeren Früchte zu essen. Fülle pur. Wir suchten von klein auf Wege, auf denen wir uns nicht an die Regeln der Erwachsenen halten mussten. Wir waren voller Lebensenergie und Glück. Irgendwann früher oder später wird diese Lebensenergie für die Erwachsenen zu viel und sie versuchen, uns mit Maßregelungen gesellschaftsfähig zu machen. Es geht doch nicht, dass so viel Glück und Lebensenergie ausgestrahlt werden! Das ist wie mit der Sonne. Von zu viel Sonne bekommt man einen Sonnenbrand.

Ich habe das Gefühl, und es ist tatsächlich so, dass die Traumwelt des Kindes von den Erwachsenen nicht ertragen wird. Die Welt des Kindes hat mit der nüchternen Realität nichts zu tun. Und so steht das Licht, die Freude, die das Kind ausstrahlt, im Gegensatz zu der Realität des Erwachsenen und erinnert bewusst oder unbewusst den Erwachsenen an seinen eigenen Mangel. Denn der Erwachsene war ja früher mal genauso, bis ihm das abtrainiert wurde. Uns wurde das Fußballbolzen im Garagenhof auch schnell madig gemacht, und anstatt dass die Erwachsenen aus dem Haus mitgespielt hätten, durften wir nur noch zu bestimmten Zeiten spielen, wenn keiner in den Wohnungen war.

Da wir aber zu dieser Zeit auch in der Schule waren, war es am Tag vielleicht noch ein Zeitfenster von 1 Stunde.

Und diese wurde auch beschnitten, weil die älteren Bewohner ein Nachmittagsschläfchen machten. Die liebe Frau mit den Kirschen und Zwetschgen wollte nicht mehr allein sein und hatte bald einen Freund, der nicht wollte, dass wir das köstliche Obst mitessen. So war dann irgendwann die Leiter weg und ein kleiner Stacheldraht auf dem Holzzaun. Irgendwann merkt das Kind, aufgrund des Verhaltens der Erwachsenen, das das Leben kein Ponyhof ist, sondern das Leben hart ist. Dann muss ich selbst auch härter werden.

So wird aus Fülle schnell Mangel

Ein Mangel an Nähe, an Liebe, an Anerkennung, eine Fülle an Regeln, Erwartungen und Unterdrückungen. Solche Erfahrungen können Menschen als Kinder gemacht haben und geben sie dementsprechend weiter. Bis heute hat der Mensch nicht geschafft diese hierarchischen Strukturen zu verändern und zu mehr Würde und Wertschätzung hinzulenken. Was könnte man tun, um den eigenen Mangel, der durch diese hierarischen Strukturen entstanden ist, zu transformieren? Wir müssen als Erstes unsere blockierten Gefühle befreien, um wieder frei zu werden?

Jeder Mensch hat individuelle Mangelzustände im Leben erfahren und entwickelt. Der Mangel zeigt sich beim Menschen hauptsächlich, in einem Mangel an Solidarität, einen Mangel an Selbstvertrauen, in einer großen Bescheidenheit, in allen Ängsten und einem ärmlichen und zurückhaltenden Auftreten. So sieht es zumindest die Homöopathie und ordnet eine Grunderkrankung, der Psora mit dementsprechenden Verhaltensweisen und Symptomen zu.

Zuviel

In meiner Lehre als Flugzeugmechaniker bei der Bundeswehr durfte ich eine wunderbare Erfahrung machen. Ich war das erste Mal in meinem Leben weg von zuhause. Ich war in einer bayerischen Kleinstadt untergebracht, und zwar in einem katholischen Jugendwohnheim, das für Lehrlinge zur Verfügung gestellt wurde, die von weiter herkamen. So war ich immer von Sonntagabend bis Freitagnachmittag von zuhause weg. Ganz allein auf mich gestellt. In dem Jugendwohnheim waren circa 75 Lehrlinge aufgeteilt in drei Lehrjahre. Das erste Lehrjahr wohnte im Erdgeschoss, das zweite im ersten Stock und das dritte Lehrjahr im zweiten Stock. Im Keller waren die Gemeinschaftsduschen, WC und im Erdgeschoss war die Kantine für Frühstück und Abendessen. Draußen gab es etwas Rasenfläche zum Fußball -und Tischtennisspielen. Jedes Zimmer war für zwei Lehrlinge ausgelegt. In der Kantine gab es ausschließlich Dampfkost, Würste oder Fleisch, Salat oder Gemüse war Mangelware. Dampfkost war alles, was mit Nudeln, Knödeln und Mehlspeisen zu tun hatte. Es war zu beobachten, dass die Lehrlinge im ersten Lehrjahr recht schlank waren, die im zweiten Lehrjahr schon etwas fester und die im dritten Lehrjahr gut proportioniert und man könnte auch dick sagen. Fast durch die Bank ist es allen so ergangen.

Mir erging es ähnlich. Im dritten Lehrjahr hatte ich dann 17 Kilo mehr als im ersten Lehrjahr. Ein Bild für die Götter, wenn Sie die Fotos aus dem Jugendheim gesehen hätten, die jedes Jahr gemacht wurden. Regelmäßig wurden Wettessen veranstaltet, um zu sehen, wer die meisten Bockwürste essen konnte. Oder wer die meisten Dampfnudeln mit Vanillesoße verputzen konnte.

In dieser Zeit, in dem Alter mit sechszehn, siebzehn, achtzehn, wurde dann heimlich nach dem Essen auf dem Zimmer immer Bier getrunken und das nicht wenig. Es war gar nicht so einfach, dass volle, wie das leere Bier aus dem Heim zu schmuggeln, denn es war verboten. Da kam es am nächsten Tag schon mal vor, dass wir den Bus in die Lehrwerkstätten versäumten, und wir den Pater fragten, ob er uns in die Arbeit fährt. Er war so eine treue Seele, dass wir das schamlos ausnutzen konnten.

Die aus dem dritten Lehrjahr waren die Coolsten, denn sie hatten schon ein Auto und wir konnten nach Feierabend mit ihnen zum McDonald fahren und wahre Hamburgerorgien feiern. Wir ließen dann meistens das Abendessen im Heim sausen. Der Montag war der schlimmste Tag für fast alle, denn da kamen wir von unserem Zuhause wieder in die Arbeit, und in dem Alter macht man ja am Wochenende öfters durch, also waren wir montags oft fertig, und arbeitenden mehr schlecht als recht. Öfters schlossen wir uns unter der Arbeitszeit im Klo ein und schliefen ein halbes Stündchen.

Man könnte sagen, es war die Zeit, viel und oft Bier und dergleichen zu trinken und natürlich ausgiebig zu essen. In die Lehrwerkstatt, wo alle Lehrjahre regelmäßig am Schraubstock standen, kam zur Brotzeit immer ein VW-Bus mit leckerer Brotzeit vorbei. Raten Sie mal, wer beim Anstellen in der Schlange ganz vorne stand? Das dritte Lehrjahr mit den Dicken. Dann kam das zweite mit den Festen, und am Ende der Schlange das erste mit den Schlanken. Sie mussten sich schon behaupten können, um in der Schlage etwas weiter vorne zu stehen.

Egal ob sie schneller beim Wagen waren oder nicht, sie wurden verdrängt, wenn sie sich nicht durchsetzen konnten. In dieser Reihe zeigte sich schnell, wer später mal beruflich Manager oder Pilot geworden ist, oder die mittlere Beamtenlaufbahn gemacht hat oder Mechaniker geworden ist. Wenn wir erfolgreich sein wollen, müssen wir andere abhängen, hinter uns lassen. **Hier können wir das nächste Extrem entdecken. Das zu viel, das Übermaß**. Wenn wir dann als Kinder lernen nach den Regeln der Erwachsenen zu funktionieren, sehen wir auch diese Ausprägung in der Gesellschaft und Familie.

Zerstörung

In dieser Zeit der Lehrzeit, war auch die große Zeit des Fußballs. Wir waren alle Fußballbegeistert und spielten nicht nur selbst, um uns im Kampf zu messen, sondern gingen auch ins Fußballstadion. Meist samstags Nachmittag, entweder zuhause wo wir herkamen oder dann in einem fremden Stadion in einer anderen Stadt. Es waren dann immer zwei Fanlager, die sich im Stadion gegenüber auf den Tribünen befanden und jede Menge Lärm machten. Mit Schlachtrufen für und gegen die andere Mannschaft. Nach ca. 2 Stunden schreien war man dann richtig aufgeheizt und je nachdem ob die eigene Mannschaft gewonnen oder verloren hatte, ging man aus dem Stadion. Es gingen aber nicht alle Besucher heim. Es waren noch Tausende, die vor den Toren des

Stadions auf die anderen Fans warteten und diese wüst beschimpften und dann aufeinander losgingen. Wahre Schlachten waren es damals, wie heute und die Polizei musste mit viel Engagement dazwischen gehen, damit es nicht ganz aus dem Ruder lief. Man konnte Gewalt und Fluchtverhalten beobachten. Nach dem Fußballstadion ging es noch in die Stammkneipe und dann in die Disco. In der Disco standen dann manchmal ein paar so komische Typen in der Ecke, die ziemlich unsympathisch waren und auch noch unsere Freundinnen anmachten. Wir dachten uns: Heute sind wir eh in Schwung! Die schmeißen wir raus. Nach der wunderbaren Lehrzeit ging ich dann wieder zurück nach Hause und fing an nach einem Job zu suchen. Vorher durfte ich mich aber nach bestandener Prüfung in der mittleren Beamtenlaufbahn ausprobieren und Testflüge auswerten. Dieser Job bestand mehr darin, die Zeit totzuschlagen und so ging ich nach Hause, um die Welt des Berufes besser kennenzulernen. Ich wollte nicht ein Rädchen in einem großen Radwerk sein, der nur eine Nummer ist. Ich hatte Glück, in meinem Heimatort eine Anstellung zu finden, indem meine Metallausbildung gefragt war. Schnell wurde ich Vorarbeiter und war ständig auf Montage. Die Arbeit machte mir richtig Spaß und ich lernte viel dabei.

Das Einzige, was mich wunderte, dass die Arbeiter, die mit auf Montage waren, durch meinen Chef gewechselt wurden wie Unterhosen. Ständig musste ich neue Leute einlernen.

Bei genauerem Hinsehen stellt sich heraus, dass diese Arbeiter es dem Chef nie recht machen konnte. Irgendetwas passte nie und er machte sich nie die Mühe auf die Leute zuzugehen bzw. Zeit für ihre Stärken aufzuwenden und auf ihre Schwächen einzugehen, um sie längerfristig zu binden. Ich versuchte ihm das diplomatisch zu erklären und fand mich dann auch nach gut zwei Jahren guter Arbeit auf der Straße wieder. Um meine Erfahrungen in diesem Berufssegment zu erweitern, wechselte ich zu einer größeren Firma. Hier machte ich eine ähnliche

Erfahrung. Es ging ausschließlich um Leistung, aber nie um bedachten, harmonisch ausgerichteten, menschlichen Kontakt und Gemeinschaft.

In der dritten großen Ausprägung des Seins des Menschen geht es vorrangig um Zerstörung und das auf den unterschiedlichsten Ebenen.

Wut, Jähzorn, Gewalt auf der Straße, in Arbeit oder Familie, Krieg, Fluchtverhalten, Fortlaufen vor Problemen, unversöhnliche und destruktive menschliche Kontakte, Scheidung, Trennung. Nicht alle sind reparable Handlungen. Diese Ebene kenne ich sehr gut aus Erzählungen meiner Großeltern und Eltern. Und sie setzt sich bis heute fort!

Auch das Übermaß und die Zerstörung lässt in der Homöopathischen Lehre, Rückschlüsse auf verschiedene Krankheiten, in verschiedenen Ausprägungen ziehen. Wir alle tragen diese Muster in uns. Sie überschneiden sich manchmal, oder stehen ausgeprägt für sich allein. Ist es das, was wir wollen?

Harmonie

Bevor ich den Beruf des Flugzeugmechanikers erlernte, wusste ich nicht, wie mein beruflicher Weg verlaufen sollte. Was willst du mal werden, wurde ich sehr oft gefragt. Um das herauszufinden, machte ich ein Praktikum bei meinem Vater in der Firma. Er war Optikermeister und hatte ein Geschäft. Er zeigte mir, wie man Brillengläser schliff und Brillenfassungen so bog, dass sie gut im Gesicht saßen. Dann ging ich mit meinem Freunden immer samstags und half in einer Firma, die Baustahl für Betonwände schnitt und bog. Eine schwere Arbeit aber lukrativ. Auch bediente ich mit einem Freund in einem Biergarten und verdiente mir nebenbei Geld und machte auch hier eine Erfahrung beruflicher Art.

Dann jobbte ich in einer Baufirma, in der ein guter Freund, der schon älter war, Maurer lernte. Heute ist mir durch meine ganze Lebenserfahrung bewusst, dass die Frage, was willst du mal werden, eigentlich das Schlimmste ist, was einem Kind oder Jugendlichen angetan werden kann. Das impliziert, dass du was werden musst und noch nichts bist!

Es gibt auch kleine Kinder oder Jugendliche, die genau wissen, was sie werden wollen. Zum Beispiel Feuerwehrmann. Das Kind bringt gute Gefühle mit dem Beruf des Feuerwehrmanns in Verbindung, es will etwas werden, was es schon gibt, weil daran irgendein Reiz liegt, genauso zu werden. Aber werden wir alle nicht eine Schablone von dem, was es schon gibt? Werden wir nicht alle gleich gemacht? Werden wir nicht alle gefragt, was wir mal werden wollen? Sind wir denn nicht schon etwas? Sind wir denn nicht schon wunderbare vollkommene Wesen, die ehrlich und authentisch sind?

Müssen wir etwas werden, oder sind wir es schon?

Was würde passieren, wenn ein kleiner Junge sagt: Ich möchte gerne in meinem Leben freischaffend sein. Was ich genau mache, ergibt sich intuitiv. Ich mache immer das, was mir Spaß macht. Die Eltern würden vielleicht sagen: „Du bist ja ein Spaßvogel. Meinst du, so kannst du Geld verdienen? So funktioniert das Leben nicht.“ Und so wird langsam, aber sicher aus einem wunderbaren vollkommenen Wesen, das genau immer das machen will, was sich wohl anfühlt und das meidet was sich schlecht anfühlt, zu einem Wesen, das gleich gemacht wird, wie alle anderen auch. Im Kindergarten, in der Schule, im Studium, im Beruf, in der Gesellschaft wird dann die Anpassung an gesellschaftliche Zwänge vorangetrieben, die oft schädigend und widersprüchlich sind.

Als ich in der Lehrwerkstatt als Flugzeugmechaniker wochenlang am Schraubstock mit 29 anderen Lehrlingen stand, stellte ich mir oft die Frage, obwohl ich erst sechszehn Jahre alt war. Was soll das? Es stehen hier 30 grundverschiedene Menschen und alle lernen und machen das gleiche. Oft schrie meine Seele „Hilfe. Ich will das nicht". Dementsprechend motiviert war ich diese stupiden Feilstücke wie einen U-Stahl auf ein bestimmtes Maß herunterzupfeilen, nämlich gar nicht. Oft kam der Meister zu mir und sagte: Emmelmann kannst du dir nicht mal ein bisschen Mühe geben, um das Maß genau zu erreichen, immer hast du Untermaß. Mit dir verzweifle ich noch! Stellen Sie sich vor, was das für eine Diskrepanz in uns Menschen ist, wenn wir etwas werden müssen und auf diesem Weg keinem Menschen auffällt, dass wir alle schon alles sind. **Ein wundervoller, einzigartiger Mensch mit unendlich viel Anlagen und Fähigkeiten.** Sollte die Frage der Erwachsenen nicht besser lauten: **„Wie können wir dich dabei unterstützen, dass du deine einzigartigen Fähigkeiten entwickeln kannst? Wie können wir dich unterstützen, dass du deinen eigenen Lebenssinn entdeckst und dich weiterhin wohl fühlst in deinem Leben?"**

Diese eintönige Gleichmacherei führte dazu, dass ich eher Interesse an der Freizeit hatte und die Lehre als Belastung wahrnahm. Tief in mir spürte ich, dass ich meine Einzigartigkeit leben wollte und nicht ein Abziehbild von jemand anderem sein wollte. Ich suchte Abenteuer und keine Anpassung. Das wurde mir immer klarer. Immer wieder hörte ich aber, du musst aber einen vernünftigen Beruf haben, Abenteuer kannst du dann später haben. Wenn ich mich umschaue, schaffen es nicht viele Menschen, ihre Anlagen zur Entfaltung zu bringen. Sie sind bereits in frühen Jahren so abgestumpft, dass sie immer nur das Gleiche machen. Meine Eltern waren hier auch nicht unbedingt ein leuchtendes Beispiel. So entwickeln viele Menschen eine unterschwellige Unzufriedenheit, die genau dazu führt, dass sie ein Gefühl von Mangel entwickeln von allem zu viel wollen und selbst zerstörerisch mit sich selbst und der Umwelt umgehen. Der Mensch ist und war schon immer ein gutes soziales Wesen. Irgendwann hört, dieses gute soziale Wesen dann, das gehört sich nicht. Meine Großmutter hat das öfters zu mir gesagt: das gehört sich aber nicht. Vor allem hörte ich diesen Satz, wenn ich einfach ehrlich war und nicht das wollte, was die Erwachsenen wollten. Ich will keinen Fisch essen. Du isst, was auf den Teller kommt. Ich will keinen Fisch essen. Ich will raus zum Spielen. Das gehört sich aber nicht. Du bleibst so lange sitzen, bis wir alle fertig sind.

Und so nahm ich mir immer mehr Dinge im Leben zu Herzen, denn ich gehörte mir nicht mehr selbst, sondern musste darauf hören, was andere von mir wollten. Wie sollen wir in Übereinstimmung mit uns selbst leben, wenn uns dies keiner zugesteht, bzw. niemand uns von klein auf fördert? Wie soll mein Herz gesund bleiben, wenn ich nicht so sein darf, wie ich bin, sondern werden soll, wie alles andere ist? Mein Herz will ehrlich sein, zu mir selbst und anderen. Das macht frei und das fühlt sich gut an. Unser Herz will frei sein, und nicht hart. Hart durch die Vorgabe, wie ich sein sollte und wie ich sein muss. Ich bemerkte besonders in meiner Lehrzeit, dass mein Herz immer härter wurde und meine Unzufriedenheit immer größer wurde. Ich nahm an Gewicht zu, fing an zu rauchen und Alkohol zu trinken und frönte dem Schönen. Ich suchte prickelnde Ereignisse als Ausgleich zum stupiden Berufsleben. Ersatzbefriedigung.

Das führte im Laufe der Zeit dazu, dass ich immer mehr aus dem Gleichgewicht kam. Ich hatte zu nichts mehr Lust und wurde immer träger. Ohne es zu bemerken, fand eine langsame Selbstzerstörung statt und ich rutschte in eine Depression. Öfters ließ ich mich dann krankschreiben. Ich hatte eine Hausärztin, die schon um die Sechzig war und wie ein Schlot rauchte. Sie war schwergewichtig und saß rauchenderweise hinter ihrem Schreibtisch, und fragte, wie lang ich krankgeschrieben werden möchte. Das machte ich mir öfters zu Nutze.

In Übereinstimmung mit mir selbst zu leben und mich dadurch wohlzufühlen, rückte in weite Ferne. Alles waren nur mehr oder weniger Ersatzbefriedigungen, um mich und meine Unzufriedenheit nicht ganz so stark spüren zu müssen. Dadurch bauten sich immer mehr Ängste und depressive Stimmung in mir auf.

Das Interessante ist, das wenn man sich ein bisschen mit der Historie der Westlichen Welt beschäftigt, sich das **Muster Mangel, Übermaß und Zerstörung** immer wieder findet. Das Paradebeispiel ist die griechische und römische Kultur. Wir im Westen sind gerade dabei, dieselben Fehler wieder zu machen. Der Mangel nach dem Krieg, die aufgebaute Wohlstandsgesellschaft und die damit einhergehende Zerstörung ist wieder voll im Gange. Das Beispiel Nahrung macht es deutlich. Wurden früher Kartoffelschalen ausgekocht, um ein Süppchen essen zu können, schmeißt man heute Kartoffeln weg oder verbrennt sie tonnenweise. Circa fünfzig Prozent aller Lebensmittel werden weggeschmissen, obwohl immer mehr Menschen bei den Tafeln anstehen.

Zudem wurden noch nie so viel Medikamente, für Herz-Kreislauf, Ernährungs- und psychische Probleme auf dieser Welt verschrieben wie heute. Die Gesellschaft und die Gesundheit der Menschen sind aus dem Gleichgewicht. Das tut dem Herzen weh. Es ist also unser aller Aufgabe achtsam wahrzunehmen, was tue ich mir an, und damit meiner Umwelt? Wie kann ich wieder in Übereinstimmung mit mir selbst, vor allem mit meinen Gefühlen und in Übereinstimmung mit den Gefühlen der anderen Menschen kommen? Denn wenn wir uns alle besser fühlen würden, herzlicher zu uns selbst und anderen sein würden, würden wir automatisch auch anfangen, die Umwelt zu schützen.

Das Wort „Krise“ kommt aus dem Altgriechischen und bedeutet Wendepunkt. Ich persönlich glaube, dass wir an einem Wendepunkt angelangt sind. Jeder Mensch, die Entwicklung der Gesellschaft und die

Entwicklung des Bewusstseins befinden sich an einem Wendepunkt.

Ein Wendepunkt ist nichts Negatives, sondern etwas absolut Positives. Man kann es nur noch besser machen, weil man sieht, was alles falsch gelaufen ist. Wie schön wäre die Welt, wenn wir uns alle die Frage stellen würden: **„Wie würde das Leben aussehen, dass ich am liebsten führen würde?“** Das wäre und ist eine sehr heilende Frage, wenn wir wieder gesunden wollen.

Unser Körper gibt uns ständig Signale in Form von Unwohlsein oder Krankheiten. Hier könnten wir uns die Frage stellen: „Will ich einfach so weiter machen?“ Für mich kam das nach meiner großen Krise, also dem großen Wendepunkt nicht in Frage. Die Frage, die sich für mich stellte, war: „Wie schaffe ich es, endlich in Übereinstimmung mit mir selbst zu leben?“ In Übereinstimmung mit mir selbst bedeutet für mich: mich wohlzufühlen mit mir und meiner Familie, neugierig zu sein auf Veränderung. Mich wohlzufühlen mit anderen Menschen, mit denen ich zusammen bin. Es bedeutet auch, meine Fähigkeiten zu erweitern und Harmonie und Heilung für mich und andere einzusetzen, sprich neue Lebensperspektiven zu erforschen und auszuprobieren. Stellen wir uns doch alle ein Maßband mit 100 cm Länge vor. Jeder Zentimeter bedeutet ein Lebensjahr. Wieviel cm sind davon noch übrig wenn Sie diese Zeilen lesen? Wenn es gut geht, werden wir 100 Jahre. So wie meine Großmutter. Dann sind es bei mir noch 38 Jahre. Ob das so sein wird, weiß ich Gott sei Dank nicht.

Teilen wir dieses Maßband in immer kleinere Einheiten auf, zum Beispiel einen Millimeter, werden wir feststellen das es eher nicht um die Gesamtzeit geht, die wir hoffentlich gut erleben, sondern es geht vielmehr um jeden Moment und darum, diesen bewusst zu erfahren. Einer meiner Lieblingssprüche lautet:

„Nicht der Tage im Leben erinnern wir uns, sondern der Momente“. Wie sehr bin ich in der Lage, den Moment wahrzunehmen und zu genießen? Wie offen und still bin ich, um mich von der Fülle des Lebens erfüllen zu lassen? Fühle ich meine eigene Lebendigkeit und nutze ich diese Lebendigkeit, um mich in diesem Moment zu freuen und aus dem nächsten Moment auch einen freudigen Moment münden zu lassen? **Könnte das die Kunst des Lebens sein?**

Die Kunst zu leben, liegt darin, ganz in jedem Augenblick da zu sein. Von Augenblick zu Augenblick die Welt zu einer etwas besseren Welt zu machen. Das gelingt mir am besten, wenn es mir gut geht und ich mich wohl fühle. Und so wäre es gut, jeden Tag achtsam wahrzunehmen, wie ich mich fühle. Wenn es mir nicht gut geht, etwas zu unternehmen, damit ich mich danach besser fühle.

Die kürzeste Verbindung zu einem Menschen ist das Lachen. Wenn ich jemanden anlache, kommt meist ein Lachen zurück und ich fühle mich gleich besser. Wenn ich heute nicht unter die Leute komme, kann ich mich selbst im Spiegel anlachen. Lachen Sie sich an. Schenken Sie sich einen Augenblick der Fülle.

Fülle spüren, Fülle beobachten, Fülle sein.

In der Rehaklinik hatte ich eine sehr liebenswerte Physiotherapeutin, mit der ich mich auf Anhieb gut verstand. Es war eine Herz-zu-Herz-Verbindung. Das war so, als wenn wir uns schon lange kennen würden. Da ich große Kreislaufprobleme hatte, gingen wir morgens immer an die frische Luft in den Klinikpark, um Kreislaufübungen zu machen. Vielleicht kennen Sie das auch: Wenn es einem nicht gut geht, kreisen alle Gedanken um das nicht gut gehen.

Wo immer das auch ist im Körper. Wir denken dann viel zu viel, oder konzentrieren uns zu sehr nur auf das, was nicht passt. Bei Schmerzen haben wir dann oft das Gefühl, nur Schmerz zu sein. Ich hatte einen niedrigen Blutdruck und hohen Puls, und beobachtete eigentlich nur dieses Geschehen im Körper und machte mir Sorgen, wie es weiter geht. Die Fülle der Natur, die sich im Klinikpark im Sommer offenbarte und zu sehen, riechen und fühlen war, ignorierte ich gänzlich. Bis zur ersten Begegnung mit meiner lieben Physiotherapeutin.

Das Erste, was wir machten, Augen zu und die wunderbare frische sommerliche Morgenluft in Ruhe ein- und ausatmen. Ein- und ausatmen. Und sich dabei vorstellen, wie die Füße in der Erde verwurzelt sind und ich sicher und stabil auf der Erde stehe. Dann diese stabile Energie, visuell in die Beine, hinauf zu den Knien, zum Unterleib, den Verdauungsorganen, in die Wirbelsäule zum Herz und Kopf fliesen lassen. Eine kleine energetische Reise durch den Körper. Dann gingen wir zu einer kleinen Kapelle und auf der kleinen Treppe davor haben wir die Waden gedehnt und die so genannte Venenpumpe aktiviert. Und dann sind wir rund um die Kapelle gegangen und weiter über einen kleinen Rundkurs durch den Park, vorbei an den verschiedenen alten Linden und Eichen, den Blumenbeeten und voller Bienen summenden Blütenstände. Dann haben wir die Wellen vom Tegernsee beobachtet und haben uns vorgestellt, wie alle negativen Sorgen und Gedanken von den Wellen mitgenommen werden und neue frische Wellen mit neuer Energie zurückkommen, die wir einatmen. Ich könnte noch weiterschreiben, damit Sie einen genauen Eindruck dieser morgendlichen Übungseinheit bekommen, die sich so angefühlt hat, als hätte sie jeweils Stunden gedauert. So viel habe ich gesehen, gefühlt und erlebt. Auf jeden Fall hatten sich danach mein Blutdruck, mein Puls, mein Gefühl, meine Stimmung verbessert.

Was war geschehen? Ich habe mit einem lieben Menschen tief geatmet, mich moderat bewegt, die Umgebung wahrgenommen und meinen Körper ganz wahrgenommen und nicht nur den einen Teil, der momentan nicht im Gleichgewicht war. Meine Wahrnehmung wurde auf die Fülle gelenkt. Unser Verstand, unser Denken kann nur einen Bruchteil von dem begreifen, was uns ausmacht. Meist kreisen die Gedanken nur um einen kleinen Aspekt des gesamten Lebens und wir verlieren den Überblick über die Fülle des Lebens. Diese Fülle findet im Raum statt. Alles ist jener Raum, in dem alles stattfindet. Hätten wir keinen Raum im Körper zur Verfügung, könnten wir nicht atmen. Diese Physiotherapeutin hatte eine herzliche Ausstrahlung, deswegen habe ich mich von Anfang an bei ihr wohlgefühlt. Wie kommt diese Ausstrahlung zu mir? Durch den Raum. Unser Herz schlägt nicht nur in unserem Herz Raum im Körper, sondern geht über die Grenzen unserer körperlichen Wahrnehmung heraus.

Was mir in diesen 20 Minuten kleiner Kreislaufbewegungseinheit bewusst wurde ist, dass ich achtsamer bin wenn ich in Kontakt bin mit dem Raum, in dem „alles" stattfindet. Meine ganze Aufmerksamkeit, alle Energie war mit meinem Leiden beschäftigt. Obwohl es so viel Dinge gab, die gut funktionierten. Meine Beine, meine Arme, meine Sprache, meine Atmung, mein Sehen, mein Fühlen. Ich war lebendig und konnte wunderbare Bäume, Blumen, Wasser und Berge beobachten. Frische Luft genüsslich aus und einatmen. Fülle, wo ich hinschaute, hin roch, hin fühlte, hin schmeckte und hin beobachtete.

Ich wurde mir in diesen 20 Minuten gewahr, dass ich die Möglichkeit besitze, meine Aufmerksamkeit einmal auf die Dinge zu richten, die im Denken angesiedelt sind und mich auf nur einen kleinen Teil der Wirklichkeit zu begrenzen und meine Aufmerksamkeit auf das große Ganze zu lenken und wahrzunehmen. Die kleine Wirklichkeit war schrecklich, aber das große Ganze war und ist Fülle pur. Seit diesem Erlebnis habe ich mich jeden Tag darin geübt, den Raum wahrzunehmen, in dem „Alles" stattfindet. Dadurch erweiterte sich im wahrsten Sinne des Wortes mein Leben. Ich war freudig gestimmt, dass bei meinem Körper noch so viel gut funktionierte. Ich war glücklich, in so einer schönen Umgebung zu sein. Ich fühlte wieder mehr Verbundenheit mit mir selbst und meiner Umgebung, vor allem der Natur. Im Laufe der Zeit machte es immer mehr Spaß zu beobachten und ich nahm mir dafür auch die Zeit und den Raum. Ich stellte fest, dass jeder Tag einen neuen Zauber inne hat. Er ist jeden Tag frisch, neu und lebendig. Je mehr wir uns auf nur die kleinen Ausschnitte des Lebens fokussieren, desto lebloser und langweiliger erscheint uns das Leben. Unser Verstand stumpft förmlich ab. Irgendwie erscheint durch die Beobachtung des Raumes, einem das Leben als grenzenlos frei.

Das Herz liebt frei zu sein. Immer wieder machten wir bei unseren Morgenübungen im Garten, Atemübungen, die wir langsam vertieften und dem Atem visuell immer mehr Raum gaben. Wir stellten uns vor, dass der Raum bei jedem Einatmen durch die Nase größer wurde und uns nährt und beim Ausatmen durch den Mund, alles Schlechte entleert wird. Nähren, entleeren. Durch diese wertvolle Atemübung lernte ich wieder meinen Herzraum zu vergrößern, zu weiten.

Meine Fortschritte auf der Treppe wurden besser, weil ich tiefer durchatmen konnte. Ich konnte jetzt schon ein Stockwerk gehen. Die Fülle kehrte zu mir von Moment zu Moment zurück. Ich musste nur lernen, sie wieder wahrzunehmen. Das gelang mir, da ich mir den Raum gab den Raum zu beobachten. Heute kann ich die Fülle des Seins immer mehr genießen. Aus dieser tiefen Empfindung entsteht tiefer Frieden, der sich in einem selbst und im Raum ausbreitet. Trägt man Frieden in sich ist man in der Lage, anderen Menschen zuzuhören, ohne selbst etwas sagen zu müssen. Man stellt einen Raum, der gefüllt werden kann, zur Verfügung. Das wiederum erhellt und weitet das Herz des Gegenübers und ein Gespräch auf Augenhöhe kann stattfinden. Wenn wir im inneren keinen Frieden verspüren, übernimmt der Verstand das sagen und bewertet. Je mehr wir Menschen bewerten, desto mehr Konflikte und Unfrieden entsteht, unser Herz wird eng statt weit.

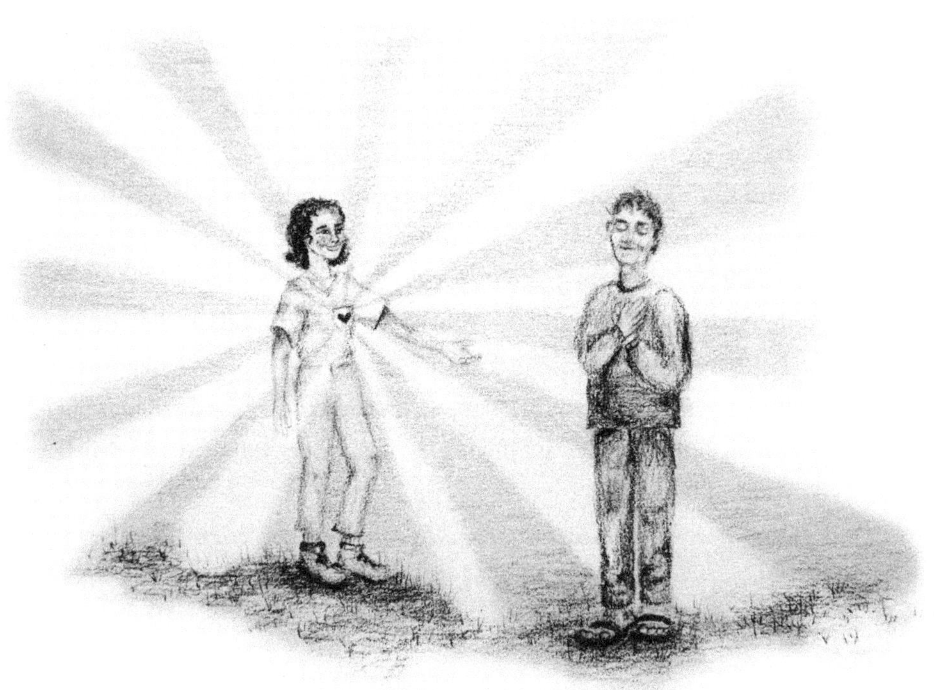

Raum - Übung

Begeben Sie sich an einen Ort der Stille, wo Sie still sein können. Atmen Sie mehrmals tief durch und genießen Sie die einsetzende Entspannung. Schauen Sie jetzt umher und beobachten Sie einfach die Dinge, die Sie umgeben. Hören Sie auf die Geräusche, die den Raum erfüllen. Werden Sie sich bewusst, dass der Raum, in dem sich die Dinge befinden, größer ist als die Dinge. Nehmen Sie wahr, dass die Dinge nur sichtbar sind, weil sie im Raum existieren. Ohne Raum keine Existenz. Schließen Sie jetzt die Augen und atmen Sie mehrmals tief ein und aus.

Spüren Sie, dass sich beim Einatmen ein Raum öffnet und Sie bei Ausatmen in einem Raum ausatmen.

Nehmen Sie jetzt bei geschlossenen Augen wahr, dass Sie nur vom Raum umgeben sind. Stellen Sie sich zum Schluss vor, Sie stehen auf dem Mond und sehen sich auf der großen Erde an Ihrem stillen Ort sitzen und sind ganz klein. Auch die Probleme, die Sie glauben zu haben, sind ganz klein im diesem großen ganzen Raum.

Schulen wir diese räumliche Wahrnehmung, verändert sich unser ganzes Leben. Dann nehmen wir immer mehr das große Ganze wahr. Das macht uns ruhiger und friedvoller. Aus diesem Zustand erleben wir das Leben als Fülle. Was es auch ist, und nie anders war und sein wird.

Heute mache ich mir eine Freude und besuche mich selbst. Hoffentlich bin ich daheim.

- Karl Valentin

Muße leben

Ich stehe am Waldparkplatz vor meinem täglichen Waldspaziergang. Meine Gedanken packe ich in meine beiden visuellen Koffer und lege sie ins Auto. Jetzt bin ich frei, um den Wald auf mich wirken zu lassen. Meist treffe ich am Anfang des Weges einige Hundebesitzer, oft mit ganzen Hundefamilien.

Mutter und die Söhne und Töchter eines Berner Sennen Wurfes. So scheint es mir. Eine andere Dame mit einem Porsche SUV, lädt gerade drei Pudel aus dem Auto aus. Zwei schwarze und einen sandbraunen. Alle drei springen hoch und bekommen ein Leckerli. Die Dame grüßt mich, und ich erwidere. Sie ist fesch angezogen mit Sonnenbrille auf der Stirn. Sie macht den Kofferraumdeckel zu und in dem Moment klingelt ihr Handy. „Heidi, ich ruf dich gleich zurück. Ich muss nur ein Stückchen weitergehen“. Sie nimmt die von Kunstdiamanten besetzte

Leine aus dem Auto und bindet sich diese um die Hüfte, und geht mit den drei fidelen Kläffern in Richtung Wald. Eine Joggerin kommt gerade aus dem Wald gelaufen, mit Kopfhörer und zusätzlichem Gewicht in einem kleinen Rucksack. Sie hat einen hochroten Kopf und scheint außer Puste. Ich liebe diesen Waldweg, weil er mehrere verschiedene Rundwege hat und nur gewisse Wege sehr frequentiert sind. Es gibt aber auch Strecken, die kaum genutzt werden, auf denen gehe ich meistens, da auf den anderen Wegen doch ein gewisser Lärmpegel ist, obwohl wir im Wald sind. Gerade kommt mir ein Mann entgegen mit Pulsuhr, und scheint ein geschäftliches Telefonat zu führen. Er hat blaue Boxershorts an und ein durchschwitztes weißes T-Shirt. Am besten gefällt mir sein grünes leuchtendes Schwitzstirnband, das hebt ihn aus dem Wald empor. Auf dem Kiesweg schreite ich voran, und dringe mehr in den Wald ein. Der Weg ist jetzt umgeben von wunderbaren jungen Buchen, die wie Statuen am Wegesrand stehen und ihre wunderschönen hellgrünen Blätter ins Sonnenlicht strecken. Ein magischer Eindruck. Etwas weiter vorne macht es eine Rechtskurve und es kommt ein Waldwegabschnitt, der von Waldhimbeeren und Walderdbeeren gesäumt ist. Ich lasse mir das nicht entgehen und pflücke mir etliche Beeren, um sie zu genießen.

Den Unterschied zwischen gekauft und gepflückt mit allen Sinnen aufzunehmen. Die gekauften Beeren sind viel größer und schmecken aber viel fader als die kleinen Beeren mit ihrem kräftigen natürlichen Aroma, mit den vielen Nuancen an Geschmäckern, die enthalten sind. Hier reicht es aus, vier oder fünf Stück zu essen, denn der Geschmack füllt den ganzen Gaumen aus. Mehrere Amseln hüpfen auf den Wegen, um im Wald, der in der Nacht durch einen Sturm heimgesucht wurde, und eine frische Nässe und Geruch hat, Regenwürmer zum Frühstück zu finden. Ihr Gesang ist dementsprechend laut und geschäftig. In der Ferne hört man einen Kuckuck, und die Waldbienen summen auf den langsam aufgehenden Blüten überall. Durch den Regen in der Nacht, scheinen alle Bäume und Sträucher üppig gewachsen zu sein. Der Kiesweg ist dadurch so, als würde man durch einen grünen Tunnel gehen. Ganz dicht spürt man die ganzen Sträucher und Bäume am Körper, die auf verschiedene Art und Weise duften, wenn man an ihnen vorbeigeht. Die Schnecken überqueren den Waldweg mit ihren reich verzierten Schneckenhäusern. Es lohnt sich hier mal in die Knie zu gehen und das Schneckenhaus von der Nähe zu betrachten.

Was ich tat. Auf einmal höre ich schon in der Ferne, das Menschen miteinander reden und es dauert nicht lange, ich gehe gerade wieder vom Boden hoch und mir kommt ein Ehepaar mit Dackel an einer roten Leine entgegen. Das Ehepaar unterhält sich rege und im Hintergrund tönt schon der nächste gehobene Lärmpegel durch den Wald.

Vier Frauen mit Nordicworkingstecken machen sich auf, das Ehepaar einzuholen. Die vier Frauen reden ununterbrochen in einer sehr gehobenen Lautstärke, als wollte die eine die andere mit Argumenten übertrumpfen. Nachdem das Ehepaar und die Vierergruppe vorbei sind, kehrt wieder Stille im Wald ein. Nur die Vögel mit ihrem wunderbaren Gesang machen sich jetzt bemerkbar. Wunderschön wie gerade aufblühende Disteln und gleich daneben Brennnesseln mit Samentrieben den Weg säumen. Im Halbschatten sieht man rot markierte Bäume, die gefällt werden sollen, um den anderen Platz zum Wachstum zu machen. Dieser Wald ist ein Vorzeigeprojekt. Hier wird alles der Natur überlassen. Es wird nur das bearbeitet, was Sinn macht, ansonsten bleiben auch Sturmschäden liegen, die dann zu Dünger im Laufe der Zeit werden und das Wachstum fördern.

Es ist jetzt nicht mehr weit zum Ende des Rundkurses und ich biege langsam auf den Hauptweg ein. Die Nebenwege sind manchmal auf Waldboden und ich ziehe dann die Schuhe aus, um Kontakt mit dem weichen Waldboden zu haben. Das erfrischt sofort die Füße, man hat das Gefühl sie würden aufatmen. Jetzt biege ich ein und gehe auf den

Wanderparkplatz zu und komme noch einem kräftigen grauhaarigen Mann entgegen, der zwei winzig kleine Hunde im Schlepptau hat, die wunderbar frech kläffen, als wollten sie nicht so schnell wie er vorwärts gehen, um mehr am Waldrand zu schnuppern und den Spaziergang in vollen Zügen zu genießen. Es scheint mir, dass die Hunde die Waldwege bewusster wahrnehmen als die Menschen, mit denen sie unterwegs sind. Manchmal denke ich, würde man die Menschen nach dem Spaziergang fragen, ob sie dies oder jenes im Wald wahrgenommen haben, käme heraus, dass ihnen das überhaupt nicht aufgefallen sei.

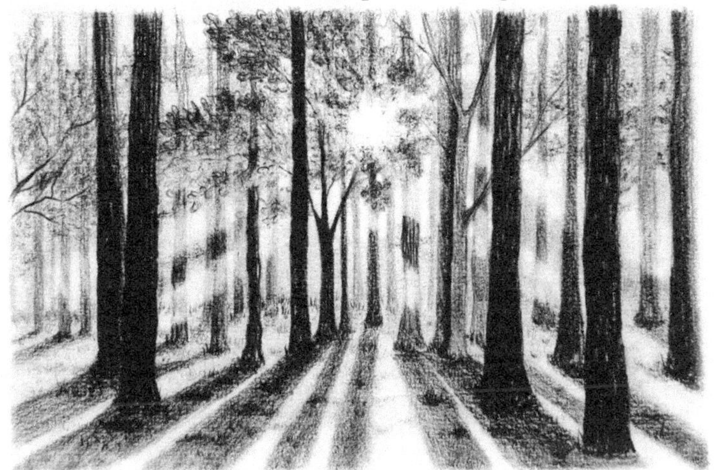

Die meisten sind so vertieft in ihrer Ablenkung, wie miteinander sprechen, oder Musik hören oder telefonieren. Haben wir verlernt mit Muße, zumindest ein wenig Zeit im Leben zu verbringen. Denn nicht nur Bewegung tut dem Herzen gut sondern auch Muße. Die Muße, ganz einzutauchen ins Leben. Im Außen, wie auch im Inneren.

Den Ausdruck Muße kenne ich eigentlich nur von meinen Großeltern, denn die hatten ihn öfters benutzt. Zum Beispiel wenn sie es sich an heißen Sommertagen auf dem Balkon gemütlich gemacht haben.

Dann sagten sie fröhlich: „Heute Nachmittag haben wir Muße“. Oder meine Großmutter sagte oft: „Heute hat sie Muße schöne Erdbeeren einzumachen". Oder mein Großvater hatte immer Muße, ein Mittagsschläfchen zu machen. Sie nahmen sich Muße und brachten das zum Ausdruck! In meinen kindlichen Erinnerungen hatte es immer etwas damit zu tun, sich für etwas Zeit zu nehmen ohne irgendeine Ablenkung. Wenn eingekocht wurde, wurde eingekocht. Wenn sie auf dem Balkon gesessen haben, dann saßen sie, oft stundenlang. Wenn mittags geschlafen wurde, dann gescheit. Nie schaute mein Opa auf die Uhr oder stellte sich einen Wecker. Ebenso hatten sie Muße, Stundenlang im Wald oder über Felder zu spazieren. Wenn sie sich Muße nahmen, wurden sie nicht nervös, weil ja heute noch andere Sachen zu erledigen waren. Vielleicht war ich deswegen so gern bei meinen Großeltern, weil sie sich Zeit nahmen und in sich ruhten!

Kennen Sie den Ausspruch: „zum Lesen fehlt mir die Muße?" Eigentlich schade, denn lesen ist eine wunderbare Gelegenheit in eine Welt einzutauchen, die man noch nicht kennt. Dazu kommt, dass Lesen meditativ ist und uns zu Ruhe kommen lässt. Die Zeit scheint stehen zu bleiben. **Muße hat mit Selbstbestimmung zu tun.** Selbst zu bestimmen, wie ich meine wertvolle Lebenszeit nutze. Mittlerweile habe ich den Eindruck das selbst die Freizeit in unserer Gesellschaft von Hast und Hetze geprägt ist. Jedes Wochenende, jedes Jahr muss etwas Neues entdeckt werden, um dazu zu gehören. Wo warst du dieses Wochenende? Wo geht's bei dir heuer hin im Urlaub.

Ich glaube es ist schon wie ein Wettbewerb ausgebrochen, wie oft man etwas Neues gesehen hat und darüber berichten kann. Geht uns dadurch die Muße verloren, oder vielmehr müssen wir die Muße wieder lernen um unser Körper, Geist, Seele System die nötige Besinnung zu geben die es braucht, um gesund zu bleiben?

Wäre es nicht gut sich wieder Zeit, für die Muße zu nehmen? In dieser schnelllebigen Zeit, wo wir von außen mit Informationen bombardiert werden und alles getaktet scheint.

Wir sind zur Beschleunigungsgesellschaft geworden. So viel wie möglich in so kurzer Zeit wie möglich am Tag unterbringen. Das kann auf Dauer nicht gut gehen! Geht es nicht vielmehr darum wieder Herr unserer Zeit zu sein!

Fangen wir an uns wieder bewusst Zeit zu nehmen, das geht nicht von heute auf morgen, denn wir und unser Umfeld sind gewöhnt das wir weiter so funktionieren wie bisher. Schnelllebig. Sich gezielt Zeiten für die Muße einzuplanen, wäre ein guter Schachzug für unser künftiges Leben. Ich wurde dazu mehr oder weniger schon zweimal in meinem Leben gezwungen. Nach der ersten Herz-OP 2002, machte ich vieles richtig und fing an die Muße wieder zu üben. Ich hatte dafür genügend Zeit da ich Monate am Zeltplatz wohnte. Eine neue Art der Muße lernte ich 20 Jahre später durch die zweite Herz-OP. Aber dazu mehr etwas später. Warum ist es so schwierig, wieder zur Muße zu finden, so wie das vielleicht unsere Großeltern gemacht haben?

Manchmal habe ich das Gefühl, den Menschen gefällt es, so schnelllebig unterwegs zu sein. Und was einem gefällt, das ändert man eher weniger. Es ist verlockend so viele Möglichkeiten zu haben im Leben und eins nach dem anderen machen zu können, oder? Zudem kommt eben dazu das wir ständig von Menschen umgeben sind, die diese Hast mitgestalten. Die Kinder noch schnell zum Fußball bringen, danach zum Spanischkurs in die VHS, Kinder abholen und mit Freunden beim Italiener treffen.

Jeder Tag ist richtig schön voll. Wie könnte ich mich da ausschließen? Was würden die anderen sagen? Und bis ich mich umsehe, habe ich Angst nicht mehr dazuzugehören und fühle mich als Außenseiter, schwer zu ertragen. Zudem gilt sich Muße zu nehmen auch immer als unproduktiv und wir leben, ja in einer Leistungsgesellschaft, wo das Denken und tun auf Leistung ausgerichtet ist. So wurde uns das in der Schule beigebracht. Und so sind wir die uns selbst erfüllende Prophezeiung und wollen uns immer mehr leisten, immer weiter weg, zu immer neuen Orten und immer mehr erleben. Nur was wir dabei nicht beachten, dass unser Gehirn Zeiten des Ruhens braucht, wo wir alles was wir erleben, verarbeiten und strukturieren können. Burnout lässt grüßen. Ich weiß noch, als wir als Jugendliche in einem kleinen Park Kirschen gegessen haben und stundenlang nichts getan haben. Einfach so. Wir brauchten das nicht lernen, wir haben das einfach gemacht.

Glücklicherweise gab es damals noch keine Handys, die uns abgelenkt hätten. Können wir heute Muße leben, ohne es bewusst einplanen zu müssen? Können wir die Zeit genießen, ohne ein Resultat erzielen zu müssen. Können wir am Frühstückstisch sitzen, ohne auf die Uhr zu schauen, und uns einfach treiben lassen oder wartet die nächste Aktivität schon? Oder können wir vielleicht sogar allein einen Waldspaziergang machen, ganz allein auch ohne Handy, um mit uns allein zu sein. Nur mit mir allein, der frischen Luft und meinem Atem?

Mein neues Übungsfeld oder einfach nur Muße zu leben, war die Nacht. Denn ich konnte Wochen und Monate nicht schlafen, bevor ich die Dosha-Uhr für mich entdeckte und wieder einigermaßen schlief, aber es gab trotzdem noch Nächte, wo mir das nicht gelang, da mein Herz sehr intensiv und unrhythmisch schlug.

Wenn es in Ihnen so rumpelt, das Herz, ist es fast unmöglich einzuschlafen. Ich probierte zwar Schlaftabletten aus, aber ich hatte das Gefühl, das diese mich nur eine Zeitlang betäuben und so ließ ich sie weg. Ich war schon schön verzweifelt, da ich kaum ein Auge zugemacht habe. Ich wollte endlich mal etwas Erholung in mir haben. Genau so dachte ich. Ich machte mir selbst Druck, endlich schlafen zu wollen, damit ich wieder gesund werde. Mein Schlaf war Ergebnisorientiert.

Wenn ich nicht so schlafen bzw. es war eigentlich nur ein im Bett liegen, wie ich es mir vorgestellt hatte, war ich am nächsten Tag wie gerädert und sehr unzufrieden. Schlecht gelaunt und voller negativer Gedanken. Mir war bewusst, dass es so nicht weitergehen konnte. Ich kam dann darauf, dass ich meine Einstellung zum Schlaf verändern kann. Ich könnte sagen: „Ich will nicht schlafen, sondern ich darf schlafen".

Ich konnte sagen und denken, dass ich mir keinen Druck beim Schlafen mache, sondern ich ruhe mich die Nacht einfach aus. Besser ausruhen, als nicht einschlafen. Ich nahm mir den Druck selbst weg. Und tatsächlich wurde das zu meiner neuen Muße-Übung. Muße im Bett zu liegen und zu entspannen. Oft schlief ich dann schnell ein, weil ich ja nicht mehr musste. Es kam aber auch vor, dass der Schlaf sich trotzdem nicht einstellte. Und so begann ich mich im Bett liegend mit Muße umzuschauen. Je länger ich in Ruhe mich im Zimmer umschaute, desto mehr Dinge nahm ich im Schlafzimmer wahr, die ich bisher kein bisschen beachtet hatte. Im Schimmer der Straßenlaternen bekamen die Möbelstücke einen Glanz, der sie zu kleinen lebendigen Mitbewohner dieses Zimmers machte. Verschiedene Schattennuancen machten den Raum zu einem interessanten Erlebnis. In der Nacht ist es auch eher still und man hört vereinzelt Laute, die man kennt oder auch nicht. Sie hallen im Zimmer, wie man es am Tage nicht hören kann. Und so fing ich an, ganz in Muße die Nacht mit ihren vielen Facetten mit allen Sinnen immer mehr wahrzunehmen. Allein das war schon erholsam für meinen Geist und Körper. Aber nicht nur das Zimmer, sondern auch das Außen bekommt im Dunklen eine neue Dimension. Und hinzukommt, dass ich in der Nacht ganz allein auf mich zurückgeworfen bin.

Ich bin mit mir, als Beobachter ganz allein in der Nacht. Hier kann die Seele sich entfalten und mit neuen Sichtweisen und Ideen aufwarten, die im Alltagslärm keine Chance haben ins Bewusstsein zu kommen. Wann hat man schon mal im Alltag Zeit, diese Innenschau zu betreiben? Seit ich mit mehr Muße ins Bett gehe, hat sich meine Einstellung zum Schlaf vollständig verändert.

Egal wie es diese Nacht ausgeht, ich wache zufrieden auf, weil die Nacht mir neue Möglichkeiten eröffnet hat.

Beispielsweise gehe ich, wenn ich wach liege, mit Gedanken meinen ganzen Körper durch. Jedes Körperglied, Wirbelsäule und Organ sind dran. Ich schicke dort, wo ich gerade mit Gedanken bin, lichtvolle Energie hin. So scanne ich alles von unten nach oben durch, und zum Schluss bedanke ich mich, dafür lebendig sein zu dürfen.

Machen Sie selbst einmal den Versuch: Schließen Sie die Augen und denken Sie intensiv an ihren linken Fuß. Sie werden merken, dass er das Kribbeln anfängt. So können Sie, wenn sie sich wirklich Zeit nehmen, sich selbst ein Energiebad geben. Zeit nehmen für sich selbst ohne einen Sinn, Zweck oder Ziel erreichen zu müssen, das ist wahre Muße.

Fangen wir an, wieder mit Sinnbefreiten zu leben und integrieren wir das in unserem Alltag, wird es Stück für Stück eine Selbstverständlichkeit, die Freude macht.

Muße ist der schönste Besitz von allen.
- Sokrates

Essenz: Muße ist immer da, ich brauche sie mir nur zu nehmen.

Dankbarkeit, oder das Wunder der kleinen Dinge

Es scheint die letzten drei Jahre, als hätte sich das Leben vielen Menschen reduziert. Mit reduziert meine ich, es ist anders als in der Vergangenheit, nicht mehr so unbeschwert und frei. Viele Menschen vergleichen ihr ursprüngliches Leben mit dem Leben heute, das sich aber geändert hat. Pandemie, Streit in vielen Familien, soziale Ausgrenzung, Krieg, Inflation, Klimawandel, Klimakleber. Die Angst nimmt zu durch immer mehr Schreckensnachrichten wie immer mehr Hitzetote und so weiter und sofort. Man könnte Seitenlange Aufzählungen machen. Auch ich erlebe eine Reduktion meines Lebens, weil ich mein Verhalten so anpassen muss, dass mein Herz weiter in Heilung kommt und heil bleibt.

Viele Menschen müssen ihre Lebenssituation aufgrund von Krankheit neu ausbalancieren und meist hat dies gewisse Einschränkungen zu Folge. Die entscheidende Frage dabei ist: hänge ich eben dem alten Leben hinterher oder gehe ich auf das neue Leben mit offenen Händen zu? Ein wunderschönes Beispiel dazu lass ich in einem Artikel, den ich im Internet entdeckte. Es war zur Zeit der Pandemie mit Lockdowns, als in bestimmten Regionen sich Menschen nur in einem Radius von 50 km bewegen konnten. Ich glaube es war mehr im Norddeutschen Raum. Der Artikel berichtete von einer jungen Frau die sich dadurch in ihrer Freiheit eingeschränkt fühlte. Doch sie machte aus ihrer Not eine Tugend! Ihr wurde bewusst, dass sie als junge Frau ständig Fernweh hatte nach fremden Ländern und Kulturen und immer versuchte jedes Jahr mehrmals in andere Länder zu fliegen oder trampen. Da das aber nicht möglich war in dieser Zeit, fiel es ihr dann aber wie Schuppen von den Augen, dass sie immer nur wegwollte aber ihr näheres Umfeld, ihren Wohnort, ihre Region, in der sie lebte, überhaupt nicht kannte. Sie sagte sich: „Wenn ich schon nicht reisen kann, dann ergründe ich wenigsten meine nähere Umgebung, in der ich lebe." Gesagt, getan. Sie kaufte sich eine gute Kamera und machte sich auf ihre Umgebung kennen zulernen und fotografierte wunderschöne Landschaftsabschnitte. Aber auch vor allem viele kleine Dinge fielen ihr auf, die großartig sind. Sie fotografierte Details von Menschen, Kindern, Vorgärten, Tieren, Obstbäumen, Straßenlaternen. Einfach alles, was ihr bisher selbstverständlich erschien.

Das Kennenlernen auf diese Weise eröffnete ihr von dem Ort, der Region, in der sie lebte, ein vollständig neues Bild.

Sie merkte, dass sie nicht unbedingt immer wo anders hin musste sondern, entdeckte kleine und große Wunder vor der Haustür. Sie war so dankbar und beschrieb dann, dass ihr diese vermeintliche Eingrenzung ihrer Freiheit, letztlich eine neue Freiheit aufgezeigt hat.

Dankbarkeit ist eine der höchste Werte, die wir im Leben erreichen können. Natürlich gibt es Situationen, Erfahrungen im Leben, in denen dafür dankbar zu sein, soweit weg sind wie der Mond von der Erde. Trotz alle dem fordern uns Schicksalsschläge im Leben immer wieder dazu auf, uns neu auszurichten und das Leben mit anderen Augen zu betrachten.

Dankbarkeit fördert unser Wohlbefinden. Körperlich wie seelisch. Ich hatte in der Klinik einen Bettnachbarn der auch eine schwere Herzoperation hinter sich hatte. Er sagte eines Morgens zu mir: „Wichtig ist, dass ich noch lebe. Ich habe noch mal eine Verlängerung bekommen und dafür bin ich dankbar. Ich freue mich jeden Tag, das ich wieder in der Früh aufwache und meine Tasse Kaffee genießen kann."

Machen in Summe vielleicht doch die kleinen Dinge im Leben, für die man dankbar ist, das wirkliche Leben aus? Viele weise Menschen haben das beschrieben, dass es die kleinen Dinge im Leben sind, die es glücklich und lebenswert machen und nicht die Großen. Also sind es die kleinen Dinge im Leben, die großartig sind!

Und es gibt so viele davon. Eine kleine Auswahl möchte ich Ihnen hier gerne geben. Denn auch ich fing an, immer mehr für die kleinen Dinge, die in Wirklichkeit großartig sind, dankbar zu sein, und möchte es nicht mehr missen.

Ich koche für mein Leben gerne und mache das seit meiner Operation noch viel öfters als früher. Es hat sich aber die Art und Weise wie ich koche verändert.

Heute nehme ich mir mehr Zeit zum Kochen und mache einen Genuss daraus. Es ist nämlich ein Genuss beim Zubereiten die vielen Farben und Gerüche bewusster auf sich wirken zu lassen, als einfach drauflos zu schneiden und schnipseln. Heute mache ich das mit viel mehr Muße. Sehr oft mache ich Reisgerichte mit Gemüse, weil diese sehr ergiebig sind und man sie bedenkenlos 2-3 Tage hintereinander essen kann. Jetzt aber zum Reis. Einen Reis zu kochen, der dann auch wirklich schmeckt und nicht eine verklebte Pampe ist, ist eine Kunst.

Es brauch Zeit der Vorbereitung und man muss wissen wie. Profis waschen den Reis, bevor sie ihn kochen. Nur einmal kurz waschen reicht nicht aus. Sie müssen ihn so waschen bis das Wasser, das Sie immer wieder wechseln müssen, ganz klar geworden ist. Ist das Wasser indem sie den Reis waschen, noch trüb, gelingt er nicht. Das bedeutet unter Umständen, dass sie den Reis 10 Minuten mit klarem Wasser immer wieder spülen müssen. Je nachdem, wie verschmutzt der Reis ist, oder wie viel Stärke der Reis hat. Zudem ist es ein Unterschied, ob er Naturbelassen oder poliert ist. Das heißt, ich habe sehr oft probieren müssen, wie der Reis zu behandeln ist, um ein köstliches Ergebnis zu erzielen.

Dieses Durchhaltevermögen wird heute damit belohnt, dass ich einen wirklich guten Reis kochen kann, der einem nicht wie ein Klumpen vorkommt. Ich habe durch Muße und Durchhaltevermögen eine Erkenntnis wie man einen guten Reis kocht. Das ist verglichen mit dem Weltgeschehen nichts Großes, aber für mich eine kleine schöne Erkenntnis, über die ich mich jedes Mal, wenn ich Reis koche, freue.

Erkenntnisse im Leben, sind kleine Wunder, die uns glücklich machen. Meine großartigste Erkenntnis in dieser Zeit ist und war, dass mein Herz in der Lage ist sich zu regenerieren. Das ich eben keinen Herzschrittmacher brauche. Das ich selbst Dinge unternehmen kann, die meine Situation verbessern. Dafür bin ich sehr dankbar.

Und auch hier sind es wieder viele kleine Dinge, die zusammengewirkt haben, um etwas Großartiges zu bewirken. Wir sollten im Leben viel mehr Augenmerk auf die kleinen Wunder, die uns jeden Tag begegnen oder wir bewusst herbeiführen können legen, als auf die Großen. Erkenntnisse machen glücklich. Auf meinem Wohnungsbalkon habe ich seit zwei Jahren ein kleines Vogelhäuschen befestigt, um im Winter die Vögel zu versorgen. In der Zeit, als ich krank war, habe ich angefangen. Es war Ende Mai auch zu dieser Zeit noch möglich, das Häuschen immer zu befüllen. Zu meiner Überraschung war das Futter fast jeden Tag komplett leer und ich füllte es fast jeden Tag auf. Da ich mein Hometrainer Rad genau vor der Balkontüre habe und dadurch auf das Vogelhäuschen sehen kann, kam ich in den Genuss jedes Mal, wenn ich Rad fahre, beobachten kann, welche Vögel das Futterhäuschen besuchen. Besonders gerne mag ich Meisen, weil sie ein Gesicht wie ein Clown haben.

Der Besuch war sehr vielseitig, von Tauben über Spatzen, hin zur diebischen Elster und auch ein Rotkelchen war zu Besuch.

Durch die regelmäßige Beobachtung wusste ich immer mehr, wann welche Vögel aus welcher Richtung kamen und wie sie sich verhielten. Ich baute zu ihnen regelrecht einen persönlichen sozialen Kontakt auf. Am Anfang ärgerte mich das die großen Vögel wie Tauben und Elster den Kleinen das Futter wegfraßen. Die Einzigen, die sich dagegen etwas auflehnten, waren die Spatzen. Sie sind einfach frech. Die Meisen und Rotkelchen sind eher zurückhaltend. Ich legte sogar zwei Holzscheitel auf das Vogelhäuschen, das die großen Vögel keine Chance mehr haben, zu den Körnern zu kommen. Irgendwie fand ich das dann aber nicht so fair und gab das Häuschen wieder für alle frei. Dadurch das die Vögel mich öfters sehen, haben sie keine Angst mehr vor mir und kommen ganz ungeniert zum Fressen, auch wenn ich gerade auf dem Rad sitze und meinen Herzsport mache. Mittlerweile ist es schon so weit, dass sich die Tauben bei mir auf den Holzhaufen setzen und mich genau anschauen, bis ich mit ihnen spreche. Ich habe das Gefühl, sie hören mir zu und sonnen sich nebenbei auf dem Holzhaufen. Auch die kleinen Vögel sitzen seelenruhig auf dem Balkongeländer, wenn ich sie beim Radln beobachte, obwohl die Balkontür auf ist und ich durch das Radfahren in Aktion bin.

Am Morgen kommen die Vögel meist gegen 6 Uhr auf den Balkon und meist ist das Futter vom letzten Tag leer. Immer öfters habe ich das Gefühl sie zwitschern ganz laut weil sie wollen das ich das Futter auffülle und beobachten das dann auch und sind sofort da, wenn es wieder voll ist. Wir haben im Laufe von ein paar Monaten eine Beziehung aufgebaut, ich und die Vögel. Das Gefühl schon am Morgen mit Vogelgesang begrüßt zu werden, und durch das Auffüllen des Futters den Vögeln was Gutes zu tun, gibt mir in der früh schon ein wohlig warmes Gefühl ums Herz. Meist lege ich mich nach dem Auffüllen wieder ins Bett und höre, wie das Gefuttere losgeht, und der dazugehörige Gesang. Ich bin jeden Tag dankbar, das erleben zu können, ein kleines Wunder schon am Morgen.

Wir neigen dazu, wenn es uns nicht gut geht, uns auf das zu konzentrieren, was gerade im Ungleichgewicht ist. Ganz Besonders ist das so, wenn man Schmerzen hat, was natürlich sehr verständlich ist. Jeder weiß das, der schon mal ordentlich oder vielleicht sogar chronische Schmerzen hat. Ähnlich geht es Menschen, die Tinnitus haben und ständig mit einem Pfeifton oder rauschen im Ohr konfrontiert sind.

Interessanterweise ist die einzige hilfreiche Strategie, die man bei Tinnitus bisher gefunden hat, entweder das Ohrgeräusch durch ein anderes Ohrgeräusch zu übertönen oder aber das Geräusch zu ignorieren. Es geht also mehr oder weniger um Ablenkung dessen, was gerade im Vordergrund steht. Meine Mutter hatte sehr oft mit Rückenschmerzen zu kämpfen und wenn ich bei meinen Eltern war, kam es nicht selten vor, als ich fragte, wie es ihr geht, dass sie sagte: „Ich habe überall Schmerzen." Da ich immer versucht habe, sie auf andere Gedanken zu bringen, machte ich öfters eine Übung mit ihr. Ich fragte sie, ob sie wirklich überall Schmerzen hat und ging mit ihr alle Körperteile durch. Ich fragte sie: „Hast du Schmerzen am Ohr?". Sie sagte: „Nein". „Hast du Schmerzen an den Zehen am linken Fuß?" „Nein". „Hast du Schmerzen an der Nase?" „Nein!" „Hast du Schmerzen am Oberschenkel?" „Nein." Ich ging mit ihr alle möglichen Körperteile durch und es stellte sich heraus, dass ihre Wirbelsäule schmerzt. Ausschließlich die Wirbelsäule. Ihre Wahrnehmung aber war, dass ihr ganzer Körper schmerzt, was nicht der Fall war. Sie sagte nach dieser Übung zu mir, dass es ihr jetzt besser geht und dass sie so jemanden wie mich öfters im Alltag bräuchte. Eine gute Möglichkeit sich im Leben besser zu fühlen ist, dass man seiner Aufmerksamkeit dort hinwendet, wo alles funktioniert. Sich bewusst macht, dass es viele Dinge im Leben, am Körper, in der Familie, auf der Welt, an mir selbst gibt, die in Ordnung sind und gut funktionieren. Dafür kann ich dankbar sein, und ich werde mich sogleich besser fühlen. Heute Morgen zum Beispiel, es ist Sonntag. Ein verregneter Sonntag. Da halte ich es wie Karl Valentin der sagte: „Ich freue mich wenn es regnet, denn wenn ich mich nicht freue, regnet es trotzdem." Dieser verregnete Tag ist wie geschaffen für Gemütlichkeit. Damit diese Gemütlichkeit aufkommen kann, ist das Erste, was ich mache eine Kerze anzuzünden. Die Möglichkeit eine Kerze anzuzünden und dadurch eine warme Atmosphäre zu schaffen ist ein kleines Wunder. Warum? Wenn wir darüber nachsinnen dass es Feuer auf diesen Planeten gibt, befassen wir uns mit einer der größten Wunder überhaupt. Nur nehmen wir das nicht mehr als Wunder wahr, weil es ganz normal geworden ist, eine Kerze zu besitzen, das dazugehörige Streichholz oder Feuerzeug mit der ich diese Quelle entfachen kann. Also ist es unsere persönliche Einstellung, die dem Anzünden einer Kerze einen dementsprechenden Wert beimisst. Seitdem ich so dankbar bin, noch am Leben zu sein, bedeutet eine Kerze anzuzünden, was ich fast jeden Tag mache, bewusst dankbar für diesen Tag zu sein, an dem ich lebendig bin. Apropos Kerze: Die Dänen gelten als glücklichstes Volk der Welt. Sie haben ein Lebensgefühl entwickelt, was sogar einen Namen trägt. Der Name dafür ist „HYGGE“ und beschreibt ein Lebensgefühl das glücklich macht. Was machen jetzt die Dänen um „HYGGE“ zu sein? Wenn man Dänen fragt, was sie am meisten mit „HYGGE“ verbinden, sagen 85% aller Dänen, Kerzen. Laut Europäischen Verband der Kerzenhersteller, gibt es kein Land in Europa das mehr Kerzen verbraucht als Dänemark. Im Schnitt verbraucht jeder Däne im Jahr 6 Kilogramm Kerzen.. Es gibt sogar ein „HYGGE-Manifest“ das aus zehn Punkten besteht: [7]

1. Atmosphäre: Dreh das Licht herunter und hol Kerzen.
2. Gegenwart: Sei im Hier und Jetzt und mach das Handy aus.
3. Vergnügen: Kaffee, Schokolade, Kekse, Kuchen. Her damit.
4. Gleichheit: Wir sind wichtiger als ich. Aufgaben und Redezeiten werden gerecht geteilt.
5. Dankbarkeit: Das schöne Leben ist jetzt. Genieß es, besser kann es vielleicht nicht werden.
6. Harmonie: Das hier ist kein Wettkampf. Wir mögen dich ohnehin, du musst nicht mit deinen Leistungen angeben.
7. Bequemlichkeit: Mach es dir bequem. Mach eine Pause. Entspannung ist alles.
8. Frieden: Keine Dramen. Über Politik reden wir ein andermal.
9. Zusammensein: Bau Beziehungen auf, und Erinnerungen. Weiß du noch als wir....
10. Schutz: Wir sind dein Stamm. Dies ist ein Ort des Friedens und der Sicherheit.

In dem Zuge sollten wir uns daran erinnern, dass all dies, was das „HYGGE-Manifest“ beschreibt nicht selbstverständlich ist. Es braucht eben dieses Gefühl, diese Einstellung der Dankbarkeit. Das Besinnen auf die Dinge, die wir besitzen. **Und das Wertvollste, was wir besitzen, kostet nichts.** Das Danke schön ans Leben selbst und die Werte, die wir dadurch hervorbringen können für unser und das Wohlbefinden anderer. Die Forschung hat sogar gezeigt, das dankbare Menschen sich nach Traumata und Leid schneller erholen und in vielen Situationen weniger Stress empfinden. (HYGGE S.278)

Ohne Zweifel war die Begleitung meiner Eltern bis an ihr Lebensende, einer der Herausforderndsten Aufgaben, die ich bisher erlebt habe. Zum Glück habe ich mich rechtzeitig darum gekümmert, dass ein Sozialdienst uns hilft die Betreuung zuhause zu realisieren. Meine Mutter war ein Vollpflegefall und mein Vater selbst nur noch in der Lage sein Leben einigermaßen im Griff zu haben, und half trotzdem meiner Mutter, wo es ging. Trotzdem kam am Tag drei Mal der Pflegdienst und half das Leben in der eigenen Wohnung noch zu bewältigen. Ich erwähne dies, weil ich diese Menschen, die diese Arbeit leisten, einfach großartig finde. Sie haben jeden Tag so viel Stress. Ihre Arbeit ist durchgetaktet und sie haben es fast ausschließlich mit Menschen zu tun, die großes Leid jeden Tag aushalten müssen. Sie verdienen gerade so viel, dass sie selbst einigermaßen über die Runden kommen und müssen trotzdem gute Miene zum schlechten Spiel machen. Ich habe höchsten Respekt vor diesen Menschen. Das Einzige, was diese Pflegenden jeden Tag eigentlich aufbaut, ist die Wertschätzung der Menschen, die sie brauchen. Die Gepflegten und deren Angehörigen.

Ich habe erlebt, wie wichtig und wertvoll das ist, diese Wertschätzung. Und da bin ich schon bei einer der wichtigsten und großartigsten Gesten, die man im Leben machen kann: Sich bei anderen Menschen zu bedanken. Dankbarkeit direkt auszusprechen. Einem anderem gegenüber Dankbarkeit auszudrücken, ist für den anderen immer ein Geschenk, mit dem er sich selbst und das, was er tut, wertgeschätzt fühlt.

Vielleicht sollten wir alle eine Liste schreiben, auf der wir notieren, welchen Menschen wir mal wieder danken sollten. Für das, das sie da sind und uns begleiten im Leben. Mein Gefühl ist, das diese achtsame Geste heute in der schnelllebigen Zeit viel zu kurz kommt. Stellen Sie sich vor, Sie erhellen den Tag eines Menschen, weil man sich bei ihm für das, was ist, einfach mal bedankt. Zum Beispiel dem Nachbar mal zu sagen, was für ein schönes Gefühl es ist mit ihm diese gute Nachbarschaft zu haben.

Oder einem Freund, einer Freundin zu danken für die vielen schönen Momente, die man gemeinsam miteinander erlebt hat. Diese kleinen Gesten, haben eine große Wirkung. Das Interessante dabei ist, das auch wir uns immer gut fühlen wenn wir jemand anderen etwas Gutes tun. Das kleine, große Wunder Dankbarkeit hat auf alles Einfluss.

Geht ihnen das auch manchmal so; dass Sie über sich selbst oder anderen Menschen urteilen? Irgendwas stimmt mit mir heute nicht. Ich bin nicht zufrieden weil dies oder jenes an mir oder um mich herum heute einfach Mist ist. Mit dieser Einstellung finden wir dann auch im Außen genug Gründe; was nicht passt. Sie kennen vielleicht die Geschichte des Tempels der Tausend Spiegel. Fernab vom Tempel der tausend Spiegel lebte vor langer Zeit ein Hundevölkchen. Das Hundevölkchen quälte die Frage, wie es wohl da draußen in der Welt aussehen möge. Dann kam eines Tages ein Reisender vorbei und erzählte ihnen, dass sie jenseits des Flusses den Tempel der Tausend Spiegel finden würden und dort erfahren können, wie es auf der Welt zuginge.

Sogleich machte sich einer der mutigsten Hunde auf und kam nach beschwerlicher Wanderung zu dem Tempel der Tausend Spiegel. Aber wie nur der Hund in dem Tempel stand, und in die Spiegel schaute, da sah ihm aus jedem Spiegel ein Hund an. Der Hund war müde und erschöpft von der Wanderung, etwas ängstlich und wachsam und knurrte in den Spiegel. Auf einmal knurrten ihn Tausend Hunde aus den Spiegeln an. Das machte ihm solche Angst, dass er das Bellen anfing. Es bellten ihn daraufhin tausend Hunde an. Das machte ihm so viel Angst, dass er nach Hause flüchtete und seinem Volk erzählte, das die Welt da draußen ganz schrecklich ist. Sie sei voller knurrender und böser bellender Hunde. Aber es gab bei dem Volk einen Hund, der hatte seine eigene Meinung und wollte das nicht glauben und wanderte den beschwerlichen Weg jenseits des Flusses zum Tempel der Tausend Spiegel. Er war neugierig und offen für Abenteuer. Als er im Tempel ankam, freute er sich, dass er endlich da war und lächelte und wackelte mit dem Schwanz. Auf einmal lächelten ihm Tausend Hunde entgegen, wackelten mit dem Schwanz und freuten sich.

Da ging der Hund auf einen anderen Hund im Spiegel zu, hob die Vorderpfote, um ihn zu umarmen. Und im selben Augenblick kamen die Hunde auf ihn zu, um ihn zu umarmen. Das muss ich meinen Freunden im Dorf berichten, sagte er sich und ging so schnell es ging zurück. Schon von weitem rief er ihnen zu: „Die Welt ist voller freundlicher Hunde.“ Wenn wir mal einem Tag haben, an dem es nicht so läuft, was jedem Menschen so geht, können wir die Dankbarkeit nutzen um die negativen Urteile über uns selbst in positive Erinnerungen umwandeln. Wir können uns erinnern, was gerade trotzdem gut läuft.

Dankbar sein, das ich atmen kann, genug zu essen habe, ein Dach übern Kopf und so weiter und so fort. Mir begegnet im Leben immer das, was ich selbst hervorbringe. Was möchte ich heute erleben? Ärgerlichkeit oder Freundlichkeit. Schwierige Situation im Leben können wir entschärfen und umwandeln, wenn wir uns in Dankbarkeit üben. Fühlt sich dadurch unser Leben freier und leichter an, kommen oft Dinge, kleine Wunder auf uns zu die vorher nicht möglich waren. Dankbarkeit hat die Kraft unser Inneres Empfinden zu uns selbst und zur Welt zu wandeln. Der Spiegel wird mir es deutlich zeigen. Einer der schönsten Beschreibungen über Dankbarkeit möchte ich Ihnen nicht vorenthalten. Sie stammt aus dem wunderschönen Buch **„Danke dir, Leben. Wie du in deinem Herzen mehr Freude spürst“** von Kobi Yamada.

Dankbarkeit ist, nichts, was einfach da ist. Sie ist etwas, was du lernst und weiterentwickelst - eine Lebenskompetenz.

Du kannst das Empfinden von Freude trainieren.

Du kannst üben innezuhalten, dich umzuschauen und von der Welt um dich herum überraschen und verzaubern zu lassen.

Wenn du dir Zeit nimmst, kannst du jeden Moment als Geschenk wahrnehmen, und damit auch die Chance, die in ihm liegt.

DAS LEBEN IST EIN GESCHENK; EIN GESCHENK AN DICH.

Die besten Dinge im Leben sind meist keine Dinge.

Sie sind gelebte Erfahrungen, gefühlte Emotionen und die Verbindungen, die wir eingehen. Das ist es, was in unserer Erinnerung funkelt.

Gerade dann, wenn wir dankbar sind, vollbringen wir unsere schönsten Taten und können unsere kostbarsten Momente wertschätzen.

Essenz: Dankbarkeit heilt einen Selbst und die Welt. Innere Zufriedenheit erzeugt äußere Zufriedenheit.

Schlusswort

Mein Ziel war, Sie für Ihr eigenes Herz zu sensibilisieren. Denn es gibt Ihren Takt im Leben vor. Ich wollte Sie nicht mit wissenschaftlichen Studien erschlagen, sondern in meiner Sprache ganz einfach für Ihr Herz öffnen.

Ich wollte Ihnen bewegende Impulse geben, was jeder für sein Herz selbst tun kann, damit es gesund bleibt oder wieder gesünder wird.

Sie haben Wissenswertes erfahren und sind dadurch ein Stück mehr in der Lage Ihrem Herz und sich selbst auf Körper, Geist und Seelenebene Gutes zu tun.

Und Sie wissen jetzt, welche Lebensmittel und Naturstoffe Ihr Herz besonders gern mag, um kraftvoller zu werden und zu bleiben, und welche wunderbare Unterstützung die Homöopathie geben kann.

Wie wichtig auch der Blick auf die Wirbelsäule ist, wenn der Takt des Herzes verrücktspielt, ist Ihnen bewusst geworden.

Sie haben erfahren, wie Töne und Schwingung Ihr vegetatives Nervensystem wieder ins Gleichgewicht bringen können und so den Körper daran erinnern, wieder harmonischer zu werden.

Sie haben erkannt, dass es auch in scheinbar ausweglosen Situationen möglich ist, sich seiner Ressourcen bewusst zu werden und mit Ritualen diese täglich aufleben zu lassen. Humor und Lachen ist einer der besten Verschreibungen, die Sie Ihrem Herz geben können, sie wissen jetzt, wie man damit beginnen kann auch wenn einem nicht nach Lachen zu Mute ist. Sie wissen jetzt das die umgangssprachliche Metapher wie: mir schlägt es aufs Herz, das Herz ist mir in die Hose gerutscht, es bricht mir das Herz, das Herz am rechten Fleck haben, sich etwas zu Herzen nehmen, etwas auf dem Herzen haben, man sieht nur mit dem Herzen gut nicht von ungefähr kommen sondern wichtiger Hinweis um die Bedeutung unseres Herzens sind.

Sie wissen jetzt, wie wichtig es ist das Grundprinzip des Lebens auch auf unser Herz anzuwenden: Anspannung und Entspannung ins Gleichgewicht zu bringen und haben viele Anregungen dazu erhalten.

Sie haben ein kleines Rundum-Packet bekommen, das Ihnen helfen soll, ein Stück eigener Herzexperte zu werden.

Mein Ziel ist aber auch, dass Sie diese Impulse nicht nur selbst umsetzen, vor allem die, die Ihnen Spaß machen, sondern dieses Wissen auch an andere Menschen weitergeben!

Denn das Geheimnis des Lebens ist geben, und das macht dem Herz Besonders viel Freude!

Gedanken dir mir am Herzen liegen

Ende April und Mai freue ich mich immer sehr auf die Tulpenzeit. Die Tulpen erfreuen mich zutiefst auf mehreren Ebenen. Sie sind vor dem Erblühen noch etwas schüchtern und geben in der geschlossenen Blüte noch nicht alles preis. Langsam öffnen sie sich und geben ihr Farbenspiel in voller Pracht wieder. Was mich aber ganz besonders begeistert ist wenn die Tulpen verblühen. Ich lasse sie immer bis ganz zum Schluss stehen, weil sie von der vollen Blüte bis zum Verwelken, jeden Tag wie ein neues Kunstwerk aussehen. Zuerst biegen sich die Blätter nach außen, dann nehmen sie eine andere Farbe an und dann Blatt für Blatt fallen langsam die Blätter herunter und der Stempel der Tulpe kommt zum Vorschein. Die abgefallenen Blätter ergeben auf dem Tisch eine wunderbare natürliche Anordnung, zwischendrin ein bisschen Blütenstaub und oben der nackte Stempel in seiner vollen Größe.

Dieses Beispiel zeigt, dass wir bis zum Schluss von Lebendigkeit umgeben sind. Die Tulpe ist nicht nur schön wenn Sie frisch und geöffnet ist. Sie ist auch wunderschön und lebendig wenn sie am Vergehen ist.

Alle Menschen haben das Bedürfnis von Lebendigkeit umgeben zu sein.

Wir brauchen um uns herum Leben was wächst, blüht und gedeiht. Denn dieses Prinzip ist in jedem von uns angelegt. Wir wollen wachsen, blühen und gedeihen. Ich habe öfters im Buch erwähnt, einer der großen Fragen, die sich uns immer stellen, wenn wir das wollen: wollen wir wachsen oder welken? Ich habe mich mit dieser Frage noch im Krankenhaus konfrontiert. Möchte ich an dieser Situation wachsen oder welken? Ist es möglich, obwohl ja die zweite Lebenshälfte schon begonnen hat, also man im Welkprozess sozusagen ist, noch zu wachsen?

Ein ganz klares „Ja!". Jeder Mensch kann wachsen, solange er lebt. Und wie die Tulpe beim Abblühen noch ein wunderbares Kunstwerk ist, das zum Genießen einlädt, kann jeder Mensch sich selbst und damit anderen ein Kunstwerk der Lebendigkeit sein. Gleichgültig welchen Alters. Ich durfte in Bezug auf diese wunderbare Erkenntnis wachsen, dass mein Herz vielmehr als eine Pumpe ist. Ich durfte tiefgründig fühlen und erfahren das mein Herz auf drei Ebenen wirkt, was mir vorher verborgen blieb, beziehungsweise ich, bis es nicht mehr ging, erfolgreich verdrängt hatte. Alle Impulse in diesem Buch zielen auf diese drei Ebenen des Herzens ab.

Die erste Ebene nenne ich „das gestresste Herz":

Das gestresste Herz wird durch unsere Art zu denken, fühlen und tun beeinflusst, was dann die dementsprechenden negativen Symptome hervorruft und im ganzen System eine Disharmonie erzeugt. Meist liegen die Ursachen für diese Symptome viel tiefer und möchten gelöst werden. Beginne ich mit dem Weg, mich mit den Ursachen zu befassen, gelingt es Schritt für Schritt Kohärenz ins System zu bringen, hier ist besonders die Herzkohärenz gemeint. Ärger, setzen das Immunsystem herab, Wohlfühlmodus hebt die Leistung des Immunsystems an. Deshalb stellt sich hier die Frage: Wie viel „Gutes“ führe ich mir jeden Tag zu und wie viel „Belastendes“ führe ich mir jeden Tag zu.

Die zweite Ebene nenne ich „das gefühlvolle Herz“:

Das gefühlvolle Herz braucht einen Partner, nämlich das Gehirn. Stress blockiert das Gehirn und führt dazu, dass wir in alte Muster fallen. Herz und Gehirn kommunizieren permanent und gestalten meine Wirklichkeit. Bringe ich vor allem durch Atmung, positive Erinnerungen und kraftvolle Visualisierungen mein Herz in Harmonie, dann können Herz und Gehirn auf alle Grundgefühle und Empfindungen über Nervenbahnen zurückgreifen, vor allem auch Mitgefühl und Liebe. Die Frage ist: Wie oft stelle ich am Tag eine Herzharmonische Gemütsverfassung in mir her?

Die dritte Ebene nenne ich „das strahlende Herz“:

Das strahlende Herz funktioniert wie ein Magnet. Unser Herz strahlt jeden Augenblick unseres Lebens elektromagnetische Felder aus. Forscher konnten sogar das Herzrhythmusmuster einer Person im Muster einer anderen Person nachweisen, die sich einige Meter entfernt aufhielt. Wir übertragen unseren Gefühlszustand in jede unserer eigenen Zellen, wie aber auch in den Raum um uns herum. Wir strahlen ein Gefühlsangebot aus und bekommen ein Gefühlsecho zurück.

Die Fragen, die sich dadurch stellen sind: Bin ich mir bewusst, dass ich ständig Herzfrequenzen ausstrahle, und dass die Qualität der Frequenz, die die entsprechende Bestätigung im außen nach sich zieht. Sende ich Herzkohärenz aus, oder Herzinkohärenz? Welches Echo möchte ich in meinem Leben bekommen? Ein harmonisches oder Chaotisches?

Die Heilung und Regeneration meines Herzens waren nur möglich, dadurch, dass ich mich mit diesen drei Ebenen des Herzens eingehend beschäftigt habe. Ich ging den Ursachen meines gestressten Herzens auf den Grund und löste mich von etlichen Stressoren.

Mein Gehirn gab dadurch Ressourcen frei, die mir möglich machten, wieder tiefer in meine Gefühlswelt einzutauchen und positive Grundgefühle wie Liebe und Mitgefühl stärken zu fühlen und zu integrieren.

Das öffnete mir die Tür, mich wieder öfters in einen Herzkohärenten Zustand hineinfühlen zu können, was mich wiederum mit Dankbarkeit erfüllt. Diese Fülle und Zufriedenheit strahle ich öfters aus, und bekomme das Gleiche und oft vielmehr zurück. Der Schlüssel ist die Bewusstheit dieser drei Herzensebenen. Der Beginn alle drei Herzebenen, nachhaltig zu begünstigen, findet über die Atmung statt. Sie steht jedem, immer, sofort zu Verfügung. Welch ein Geschenk!

Wie anfangen?

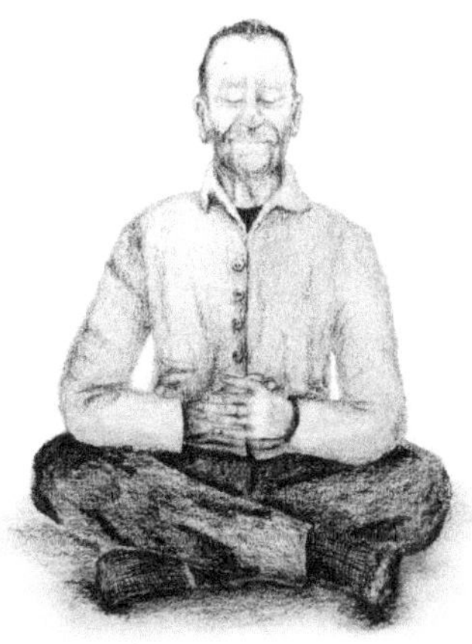

Das gestresste Herz – Bauchatmung

Wann immer Sie das Gefühl haben, Sie sind gestresst und ihr Nervensystem ist überlastet:

Setzen, legen, stellen Sie sich hin und machen Sie diese wertvolle effe k-tive kohärente Bauchatmung.

Beide Hände auf den Bauch und durch die Nase, (wenn möglich mit geschlossenen Augen) bis fünf zählend einatmen, und durch die Nase bis fünf zählend ausatmen.

(Siehe auch Buch Seite 160) Versuchen Sie so ein- und auszuatmen, das sich ihr Bauch, hinein und hinaus wölbt. Nehmen Sie sich 3-5 Minuten dafür Zeit.

Ihr Herz und Nervensystem werden es ihnen danken!

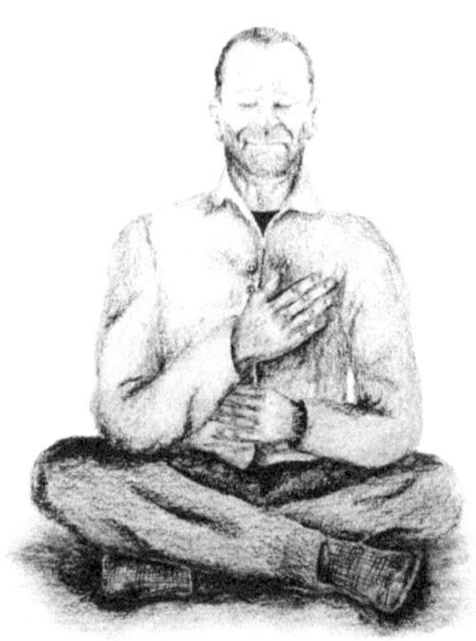

Das gefühlvolle Herz – Herzatmung

Wann immer Sie ihr Herz stärken und entspannen wollen:

Setzen, legen, stellen Sie sich hin und machen Sie diese gefühlvolle Atemübung.

Die linke Hand auf den Bauch, die rechte Hand aufs Herz.
Atmen Sie über die Nase, bis fünf zählend ein und mit dem Mund bis sieben zählend aus.

Stellen Sie sich dabei vor, dass Sie frischen Sauerstoff einatmen und beim ausatmen, dass Sie diesen Sauerstoff in ihr Herz strömen lassen.

Spüren Sie, wie Sie die Atmung bewusst zu ihrem Herz lenken können?

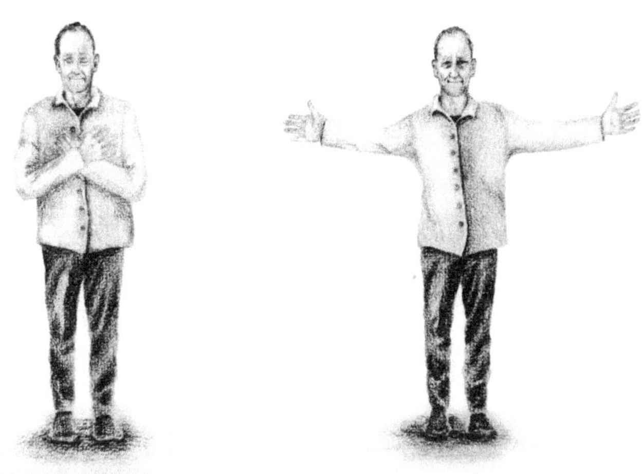

Das strahlende Herz – Ausstrahlende Atmung

Wann immer Sie sich für sich selbst und die Welt öffnen wollen, machen Sie diese erfrischende Atmung.

Stellen Sie sich an einen ruhigen Platz, mit genug Raum um Sie herum.

Verschränken Sie die Arme auf ihre Brust und atmen Sie über die Nase bis fünf ein.
Konzentrieren Sie sich bei geschlossenen Augen darauf, wie dabei, der Brustraum sich weitet.

Beim ausatmen über den Mund bis sieben zählend, öffnen Sie die Augen und strecken Sie ihre Arme soweit wie möglich in den Raum. Nehmen Sie sich so oft wie möglich diesen Raum, der innen wie außen vorhanden ist.

Hilfreiche Literatur

Reinhard Friedl. In deinem Herzen wohnt das Glück. cbj Verlag, 2.Auflage 2019

Markus Peters. Herz gut alles gut. VAK Verlags GmbH, 2019

Dean Ornish. Revolution in der Herztherapie. Lüchow in Kamphausen GmbH, Bielefeld 2.Auflage 2021

Doris Iding. Achtsam in drei Atemzügen. Irisiana, 10.Juli 2019

Gerald Wüchner. Mediterrane Küche, Genuss und Chance für ihr Herz. Deutsche Herzstiftung, 1.Januar 2017

Dr. Reinhart Friedl. Der Takt des Lebens. Goldmann Verlag, 5.Auflage Oktober 2019

Viktor E. Frankl. Trotzdem Ja zum Leben sagen. Penguin Verlag, TB Edition 9.Juli 2018

Shozo Kajima. Motomenai – Ohne Verlangen. Neue Erde, 3.Edition 30.Dezember 2017

Georges Vithoulkas.Theorie und Praxis homöopathischen Heilens. Urban & Fischer Verlag, 7.Auflage 2016

Hartmut Lohmann. Wie Herzen miteinander sprechen: Die universelle Sprache der Empathie. Schirner Verlag, 1.Edition 12.November 2020

Björn Nattniko Lindebland. Ich hatte nicht immer was ich wollte, aber alles was ich brauchte. dtv Verlagsgesellschaft mbH, 2020

Meik Wiking. HYGGE - Ein Lebensgefühl das einfach glücklich macht. Bastei Lübbe, 2016

Christoph Emmelmann. Das kleine Lachyoga-Buch - Mit Lach-Übungen zu Glück und Entspannung. dtv Verlagsgesellschaft mbH, 2.Edition 28.Februar 2019

Christoph Emmelmann. Der kleine Krisenhelfer - Mit Übungen für mehr Gleichgewicht im Leben. dtv Verlagsgesellschaft mbH, 1.Edition 1.Januar 2014

Peter Hess. Klangschalen - für Gesundheit und innere Harmonie. Irisiana, 20.Mai 2013

Dr.Karin Pirc, Wilhelm Kempe. Kochen nach Ayurveda. Bassermann Verlag, 14.Auflage 2020

Melanie Grimm. Heartsness © - Die 7 Dimensionen der Herzkohärenz. Pro Business, 2021 2. Auflage

Markus Wiesenauer. Maxi Quickfinder Homöopathie· GU GmbH› 7.Februar 2015

Gopal Norbert Klein. Der Vagus-Schlüssel zur Traumaheilung. DU GmbH, 2. Februar 2022

Hilfreiche Adressen

www.strophantus.de (Hilfreiche Informationen zu Strophantin)
www.herzstiftung.de (Herzgruppen in meiner Nähe finden)
www.wuermtaler-oelmuehle.de (frische Omega3 Öle)
www.peter-hess-institut.de (Klangschalentherapie und Klangschalen)
www.glueckundachtsamkeit.de (Seminare zu Achtsamkeit u. Meditation)
www.melaniegrimm.de (Wege aus der Krise mit Herz und Sinn)

Impulsvortrag

Immer wieder sagen mir Menschen: „Du hast ja ganz schön viel gelernt aus dem ‚was du erlebst hast." Möglicherweise habe ich das. Aber ich habe immer noch das Gefühl ein Anfänger zu sein. Auch wenn ich viele Erkenntnisse gewinnen durfte, so weiß ich doch, dass das Lernen nie aufhört. Und das finde ich wunderbar! Ja, ich genieße es so sehr, weil ich so dankbar dafür bin, was das Leben an Einsichten für mich bereit hält. Wenn das Leben neue Herausforderungen an mich heranträgt, vertraue ich mittlerweile auf meine eigene Wahrnehmung oder besser noch: auf mein eigenes Herz.

Sobald ich merke, dass etwas kompliziert und anstrengend wird, versuche ich, jeglichen Widerstand loszulassen. Stattdessen versuche ich, die Schwierigkeit anzunehmen und willkommen zu heißen. Ich atme bewusst ein und aus. Und bereits nach ein paar tiefen Atemzügen spüre ich, wie sich mein Herz beruhigt und ich wieder in meine eigene Mitte zurückfinde.

Nach und nach habe ich gelernt, dass das Leben leichter wird, wenn ich mich ihm hingebe. Wenn ich mit dem Leben tanze, anstatt dagegen anzukämpfen, erkenne ich sogar hier und da eine gewisse Schönheit, die sich in den Aufgaben offenbart, die ich zu bewältigen habe. Ich spüre, dass ich leichter lebe, wenn ich loslasse und aufhöre, dass Leben andauern kontrollieren zu wollen.

Ich möchte nicht, dass jemand annimmt, dass es erst Operationen am Herzen braucht, um Zugang zu dem zu finden, worüber ich spreche. Es ist für jeden Menschen erfahrbar. Hier und jetzt. Ja, genau! In diesem Augenblick!

In Indien, dem Geburtsland des Yoga und auch des Buddha gibt es eine wunderschöne Geste. Man bringt die Hände vor dem Herzen zusammen und begrüßt den Menschen, der vor einem steht mit den Worten: „Namasté!" Damit gemeint ist:: „Das Göttliche in mir grüßt das Göttliche in Dir!". Damit gemeint ist das Unzerstörbare, das Reine und Unschuldige, dass in jedem Menschen lebt. Auch in Ihnen. Es ist immer da. Und es wartet schon so lange darauf, dass Sie es endlich erkennen!

Christoph Emmelmann: Anfragen für Vorträge und Seminare unter:
christoph-emmelmann@posteo.de

Haftungsausschluss

Der Inhalt dieses Buches wurde mit größter Sorgfalt, nach bestem Wissen und Gewissen erstellt. Der Autor übernimmt keine Haftung für Personen-, Sach- oder Vermögensschäden.

Quellennachweis

[1] Dean Ornish - Revolution in der Herztherapie. Lüchow in Kamphausen GmbH, Bielefeld, 2. Auflage 2021

[2] Dean Ornish - Revolution in der Herztherapie

[3] Shozo Kajima - Motomenai – Ohne Verlangen. Neue Erde, 3.Edition 30. Dezember 2017

[4] Dr. Reinhart Friedl - Der Takt des Lebens. Goldmann Verlag, 5.Auflage Oktober 2019

[5] Georges Vithoulkas - Theorie und Praxis homöopathischen Heilens. Urban & Fischer Verlag, 7. Auflage 2016

[6] Hartmut Lohmann - Wie Herzen miteinander sprechen: Die universelle Sprache der Empathie. Schirner Verlag, 1. Edition 12.November 2020

[7] Meik Wiking - HYGGE - Ein Lebensgefühl das einfach glücklich macht. Bastei Lübbe, 2016